BIBLIOTHÈQUE MÉDICALE

FONDÉE PAR MM.

J.-M. CHARCOT   et   **G.-M. DEBOVE**

DIRIGÉE PAR M.

G.-M. DEBOVE

Membre de l'Académie de médecine,
Professeur à la Faculté de médecine de Paris,
Médecin de l'hôpital Andral.

TRAITEMENT
DE LA GOUTTE

PAR

LE DR E. LECORCHÉ

Médecin des hôpitaux.

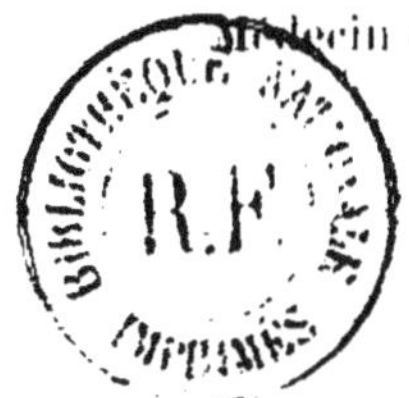

PARIS

RUEFF ET Cie, ÉDITEURS

106, BOULEVARD SAINT-GERMAIN, 106

—

1894

TRAITEMENT DE LA GOUTTE

CHAPITRE PREMIER

QUESTIONS PRÉLIMINAIRES

Avant d'aborder la question même du traitement de
la goutte, il importe de dire quelques mots de divers
points toujours en litige et qui, au point de vue pratique, peuvent avoir un certain intérêt. Nous ne voulons pas parler de la pathogénie de la goutte ; discuter
les innombrables théories qui ont été émises sur cette
matière serait refaire un travail déjà fait et nous ren-
voyons, pour cette discussion, à notre *Traité de la
goutte*. Mais, sans revenir sur la partie théorique, il
faut, cependant, préciser ce que nous entendons par le
mot *goutte*, quelle extension nous donnons à ce mot, et
à quels caractères il est permis de reconnaître une
manifestation de nature goutteuse.

D'autre part, la nature constitutionnelle de la goutte
étant donnée, on doit rechercher dans quelles limites
la curabilité d'une maladie de ce genre est possible et,
par suite, jusqu'à quel point on doit pousser l'emploi

des moyens thérapeutiques aptes à modifier la disposition générale de l'organisme affecté.

Enfin, la goutte étant reconnue curable, soit dans son essence même, soit seulement dans ses manifestations, il reste encore à se demander, — ce qui peut sembler étrange au malade, mais ce qui a été contesté par nombre de médecins, — si l'on a le droit de traiter et de guérir ces manifestations et, en particulier, la crise aiguë articulaire.

I. — Les limites de la diathèse goutteuse.

Si l'on veut restreindre la goutte à ses manifestations sur les jointures et ne considérer comme goutteux que les malades atteints de crises articulaires, la question est vite tranchée et les limites du sujet faciles à tracer.

Mais cette manière de voir qui a volontiers cours parmi les gens du monde n'est même pas à combattre ou à discuter, et personne, aujourd'hui, ne songe à contester que l'accès de goutte articulaire n'est autre chose qu'un épisode d'une affection générale qui peut se traduire sous bien d'autres aspects symptomatiques.

Cette conception était celle des anciens qui ont décrit une infinie variété d'espèces de goutte, suivant les déterminations locales de la maladie. Il est vrai que les anciens confondant la goutte et le rhumatisme chronique ont trop étendu le champ de l'affection goutteuse. Mais, même en restreignant la goutte dans les limites que les recherches modernes permettent de lui assigner, l'idée ancienne n'en reste pas moins exacte, et cette phrase de Benj. Brodie peut être tenue pour l'expression de la vérité : « Un grand nombre de malades, dit Brodie, qu'on croit souffrants d'affections locales, sont, en réalité, sous l'influence du poison goutteux qui circule dans leur corps, quoiqu'ils ne présentent aucun symptôme de ce qu'on appelle ordinairement la goutte. »

Gairdner a dit de même : « Je suis persuadé que souvent la goutte est complètement développée chez des individus sans qu'ils s'en aperçoivent jamais par une manifestation locale, et je suis persuadé encore que la diathèse scrofuleuse n'est pas plus commune que la diathèse goutteuse. »

La goutte comme la syphilis, comme l'alcoolisme, peut donc exercer son action sur l'ensemble des tissus de l'organisme. L'attaque articulaire est un phénomène important dans l'évolution de la maladie, mais ce n'est qu'un épisode, et nous n'hésitons pas à dire que cet épisode peut faire défaut.

Pratiquement, la question est donc de trouver un critérium qui permette, en dehors de toute manifestation articulaire, de déclarer goutteuse une dyspepsie, une sciatique, une éruption cutanée, une néphrite survenant chez un sujet n'ayant pas eu l'attaque caractéristique du gros orteil.

Ce critérium, Garrod a cru l'avoir trouvé dans la présence d'un excès d'acide urique dans le sang. Ce critérium est-il absolu ? On a objecté que cet état particulier du sang ne s'observait pas à toutes les périodes de la goutte et, en deuxième lieu, que l'uricémie n'est pas la cause première et exclusive des accidents. Peu importe ce deuxième point qui est du ressort de la pathogénie. Il est bien certain que l'uricémie n'est que la conséquence d'une viciation première, héréditaire ou acquise, des échanges nutritifs; mais il n'est pas moins vrai que l'acide urique formé en excès est la matière « peccante » de la goutte, matière peccante qui, en se déposant dans les jointures, détermine l'attaque articulaire, qui, en circulant dans le sang, trouble le fonctionnement des organes, y provoque les phénomènes de l'inflammation chronique et en modifie à la longue la structure.

Si donc l'excès d'acide urique dans le sang pouvait être décelé dans tous les cas, on aurait là une preuve chimique sûre de la nature de la manifestation clinique. Malheureusement cette preuve fait parfois défaut et, précisément, dans les cas où elle serait le plus utile, c'est-à-dire dans le cas de goutte viscérale.

Mais est-ce une raison sérieuse pour en contester la valeur? Et, d'autre part, parce que le signe de Garrod nous manque, allons-nous nous refuser à reconnaître la vraie nature d'une manifestation que d'autres caractères nous autorisent à affirmer goutteuse? Hésite-t-on à diagnostiquer une lésion syphilitique du cerveau ou de la gorge parce qu'on ne trouve pas sur la peau du sujet des stigmates de syphilis cutanée antérieure? C'est sur les caractères généraux et locaux, sur le mode d'évolution de l'affection, sur l'influence du traitement, etc., qu'on se fonde alors pour établir le diagnostic. C'est sur le même raisonnement qu'il faut s'appuyer pour reconnaître la nature d'une affection goutteuse. Il faut invoquer un ensemble de caractères et ne pas demander à un signe unique plus qu'il ne peut donner.

A notre avis, voici donc les caractères qu'il faut rechercher quand on se trouve en présence d'une affection dont on soupçonne la nature goutteuse :

1° Les antécédents héréditaires ;

2° Le mode d'évolution et d'enchaînement des manifestations morbides ;

3° Les symptômes propres de certaines de ces manifestations ;

4° L'existence de tophus aux oreilles ;

5° L'acide urique dans le sang ;

6° L'excès d'acide urique dans les urines ;

7° L'influence du traitement par le colchique ou le salicylate de soude.

Supposons par exemple un homme de trente-cinq à quarante ans, atteint d'une céphalalgie qui ne peut se rapporter à aucune lésion cérébrale ni à la syphilis. Cet homme est fils ou petit-fils de goutteux ; il rend en moyenne, chaque jour, de $1^{gr},50$ à $1^{gr},80$ d'acide urique ; cette céphalalgie a été précédée d'une sciatique ou, antérieurement, de symptômes de dyspepsie flatulente. Enfin, après avoir résisté à toutes sortes de moyens thérapeutiques, le mal de tête cède en quelques jours à la teinture de colchique. Nous n'hésitons pas à dire que ce malade est atteint d'une céphalée goutteuse. Il va sans dire que des douleurs au gros orteil, précédant ou remplaçant brusquement la manifestation viscérale, jugeraient encore bien plus rapidement la question.

II. —Importance de l'analyse des urines.

Nous comprenons donc, sous le nom de goutte, un ensemble de manifestations articulaires et viscérales, qui sont l'expression souvent tardive d'un état diathésique héréditaire ou acquis, caractérisé par un excès de formation d'acide urique. A quoi est due cette formation excessive d'acide urique? A un trouble de la nutrition cellulaire qui, d'après nous, consiste en une activité fonctionnelle exagérée de l'organisme, en un excès d'assimilation et de désassimilation des tissus. Nous ne pouvons aller au delà et cela n'avance guère la question de dire avec Dyce Dukworth que le primum movens de cette perturbation nutritive a son origine dans le bulbe et que la goutte est une tropho-névrose bulbaire.

Nous ne reviendrons pas sur les raisons qui nous ont fait admettre qu'il y a chez les goutteux non pas ralentissement, comme le veulent certains auteurs, mais suractivité de la nutrition cellulaire. Nous ne retiendrons ici que la principale, parce qu'elle nous fournit d'utiles indications pour le traitement, nous voulons parler des résultats donnés par l'analyse des urines pendant la période qu'on peut appeler préparatoire de la goutte.

C'est un point qui a été complètement négligé par les auteurs et dont l'importance nous paraît cependant capitale, car il donne la caractéristique du mode de nutrition dont la diathèse goutteuse est l'expression, et qui produit d'abord la surcharge urique du sang et à la longue les manifestations articulaires et internes de la goutte.

Le fait principal est l'augmentation constante de l'acide urique et de l'urée. Au lieu de la moyenne normale de 60 centigrammes, le taux de l'acide urique rendu dans les vingt-quatre heures oscille autour de 1 gramme; il n'est pas rare de constater le chiffre de 1^{gr},50 et 2 grammes. L'urée présente une hausse analogue et atteint une moyenne de 35 à 45 grammes par jour.

L'acide phosphorique est de même en excès, comme il est de règle, et suit les variations de l'urée. La production de l'acide phosphorique est en effet toujours en raison de l'intensité des désassimilations azotées et par conséquent de la formation de l'urée. L'élimination excessive de ces trois corps, continuée pendant des années, suffit amplement à démontrer que le processus nutritif qui aboutit aux manifestations de la goutte n'est nullement en rapport avec des phénomènes de suboxydation ou de ralentissement de la nutrition, mais qu'il consiste au contraire essentiellement en une suractivité fonctionnelle de l'organisme, en un mouvement exagéré de combustions, d'oxydations et de désassimilations dans l'intimité des tissus.

Ces caractères de l'urine sont en outre assez constants et assez typiques pour permettre de pressentir et de prédire, dans un avenir plus ou moins proche, l'apparition de quelque localisation articulaire ou viscérale de la goutte. Et bien des fois nous avons pu ainsi, par la seule analyse de l'urine, annoncer trois ou quatre années à l'avance à nos malades une attaque de goutte ou de colique néphrétique.

A ces modifications fondamentales correspondent des caractères physiques qui doivent déjà éveiller l'attention. La quantité des urines est toujours augmentée et oscille autour de 2 litres par vingt-quatre heures. Malgré cette polyurie relative, la densité est très élevée : 1,025 à 1,030. La couleur est foncée et l'odeur urineuse très accusée. En outre, l'acidité, au moment de l'émission, est excessive et persiste très longtemps.

Limpide au moment où elle est rendue, l'urine présente diverses modifications par le refroidissement. Le plus souvent elle se trouble, en laissant rapidement déposer des sédiments, tantôt blancs, tantôt rouges, qui adhèrent aux parois du vase, sédiments formés de cristaux d'acide urique et d'urates, mélangés souvent à des cristaux d'acide oxalique. D'autres fois, c'est un dépôt de poussière jaunâtre, semblable à du sable fin et constitué par l'acide urique libre. Ou bien encore on voit se former des nuages de mucus plus ou moins épais, qui offrent parfois des reflets brillants, comme métalliques, dus à la présence de paillettes cristallines d'acide urique arrêtées dans leur précipitation.

Enfin, il est très commun, quand on examine systématiquement ces urines, de trouver d'une manière intermittente des traces d'albumine, tantôt à certaines heures de la journée, tantôt à certains jours, tantôt même pendant plusieurs jours de suite.

Ces caractères de l'urine persistent encore longtemps pendant la période active de la goutte, même quand la goutte s'est localisée sur les jointures, tant que les attaques présentent les traits de la goutte franche sthénique. Ils permettent encore, en dehors de toute crise articulaire, d'affirmer la nature goutteuse de diverses manifestations viscérales qui peuvent se produire du côté du système nerveux, de l'intestin, des poumons, etc.

La glycosurie intermittente n'est pas rare non plus en pareil cas, ne dépassant pas d'ordinaire quelques grammes de sucre par litre, indice, d'après nous, d'une localisation goutteuse légère portant sur le foie.

Ces urines, ainsi chargées des produits d'oxydation et de désassimilation, présentent une remarquable modification au moment de l'attaque de goutte articulaire. Dans les jours qui précèdent l'accès, et pendant les premiers jours de la crise articulaire, la quantité d'urine diminue et en même temps l'urée, l'acide phosphorique et surtout l'acide urique tombent au-dessous de la normale, pour augmenter de nouveau au bout de quelques jours. Mais, contrairement à Garrod, nous avons toujours vu l'excrétion de l'acide urique reprendre en excès au fort même de l'attaque et non point à sa terminaison, comme l'avance l'auteur anglais.

Le défaut d'élimination par les reins, la rétention dans le sang de l'acide urique, n'en apparaît pas moins comme la véritable cause de l'accès de goutte articulaire. La transformation de l'acide urique en acide biurique dans le sang explique d'après nous cette rétention, le biurate de soude se prêtant moins à l'endosmose rénale que l'urate neutre.

Quoi qu'il en soit, l'attaque terminée, les urines reprennent leurs caractères antérieurs, et dans les périodes intercalaires de la goutte franche, elles ne diffèrent guère, au point de vue de l'excès d'urée et d'acide urique, des urines de la période préparatoire.

Mais il n'en est plus de même à une phase plus avancée de la maladie, quand la goutte est devenue chronique, qu'il y ait ou non des déformations articulaires. Ici le mode de nutrition est changé et l'on se trouve en présence des conséquences de toute maladie de longue durée débilitant et épuisant l'organisme. La persistance et la répétition des crises douloureuses, l'immobilité, l'insomnie, l'inappétence et l'anorexie, souvent des lésions chroniques du rein, mettent le malade dans les conditions de tout sujet cachectique épuisé par une affection chronique.

Les urines offrent alors des caractères inverses de ceux de la phase active de la goutte. Elles sont toujours abondantes et polyuriques, mais de couleur pâle et de faible densité, 1,015 à 1,010 ; l'acidité est faible, il n'y a plus ni dépôts, ni nuages chargés d'acide urique. L'urée et l'acide phosphorique tombent au-dessous de la normale ; 15 à 20 grammes par vingt-quatre heures est le chiffre moyen de l'urée, qui descend même souvent beaucoup plus bas.

Le taux de l'acide urique lui-même est abaissé, il est rarement au-dessus de 50 centigrammes ; parfois il tombe à 30, 25 centigrammes par vingt-quatre heures.

Mais, fait important, si abaissé qu'il soit, le chiffre de l'acide urique reste encore relativement élevé en comparaison de la quantité d'urée excrétée. Et cette disproportion dans la formation et l'élimination des deux substances devient alors un signe de grande valeur pour le diagnostic de certaines manifestations abarticulaires. Dans la goutte viscérale chronique, sans localisation sur les jointures, il permettra de reconnaître la vraie nature de divers troubles gastriques, bronchiques, nerveux et de diriger contre eux une médication appropriée.

Enfin, à cette période de la goutte, le sucre ou l'albumine viennent souvent modifier complètement les caractères de l'urine et la marche même de la maladie. Le goutteux se trouve transformé en diabétique ou en brightique, et ce sont les conséquences ou les menaces de ces états nouveaux que l'on a à combattre. Bien que le rein goutteux ou le diabète goutteux présentent souvent des caractères de bénignité qui les différencient jusqu'à un certain point des autres variétés du mal de Bright et du diabète, il n'en est pas moins certain que souvent aussi les accidents de l'urémie ou de la surcharge glycémique des tissus remplacent complètement ceux de l'uricémie.

III. — **Types cliniques de la goutte**.

On voit que l'étude des urines permet de diviser l'évolution de la goutte en trois grandes phases : une première, préparatoire, précédant les manifestations locales de la diathèse, caractérisée par une élimination excessive d'urée, d'acide urique et d'acide phosphorique, que produit le mouvement exagéré d'assimilation et de désassimilation de l'organisme goutteux ; la deuxième, période d'état, dans laquelle ces mêmes caractères de l'urine persistent plus ou moins longtemps, se modifiant seulement au moment des crises aiguës articulaires ; la troisième, période de déclin, dans laquelle l'urine perd peu à peu ses caractères primitifs, pour devenir pâle, aqueuse, pauvre en urée et en acide phosphorique, tout en restant relativement riche en acide urique, indiquant ainsi le travail de dénutrition et d'épuisement qu'entraîne la maladie passée à l'état chronique ; à cette période, il n'est pas rare de voir une albuminurie ou une glycosurie permanente modifier la maladie première et diriger le goutteux, soit vers le mal de Bright, soit vers le diabète.

Telles sont résumées en quelques mots les phases par lesquelles passe l'urologie de la goutte. Ces données doivent être toujours présentes à l'esprit du médecin appelé à soigner un goutteux ; elles doivent lui servir de guide dans la direction générale à imprimer au traitement ; car il est bien évident que la thérapeutique et le régime qui conviennent à un sujet dont les urines présentent les caractères des deux premières phases ne sauraient être prescrits au goutteux dont l'urine répond au type de la troisième phase.

Il nous faut maintenant rapprocher ces caractères urologiques des différentes modalités symptomatiques par lesquelles se traduit la diathèse goutteuse.

Les urines de la première catégorie appartiennent au type que nous appellerons prémonitoire ou préparatoire. Ce type est essentiellement héréditaire et il apparaît de bonne heure chez les enfants ou les petits-enfants de goutteux. Dès l'enfance, la tendance transmise par l'hérédité se manifeste par des troubles variés ; tantôt ce sont des éruptions cutanées, dont les plus fréquentes sont l'urticaire et l'eczéma, tantôt des irritations et des inflammations faciles des muqueuses supérieures, pharyngites avec toux rauque, laryngites spasmodiques avec phénomènes de faux croup, bronchites répétées s'accompagnant de symptômes asthmatiques, coryzas saisonniers avec éternuements incessants, se produisant avec les allures bizarres de la maladie décrite par les Anglais sous le nom de *hay fever* ou de fièvre des foins ; d'autres fois, ce sont des épistaxis à répétition presque périodique, ou des indigestions avec des accès fébriles intenses de courte durée, accompagnées de véritables décharges uratiques par les urines ; les crises aiguës d'entérite membraneuse sont aussi communes chez les enfants.

Vers l'adolescence, c'est la migraine qui apparaît ; puis la céphalée, dite de croissance, les crises de palpitations avec hypertrophie plus ou moins apparente du cœur ; enfin l'albuminurie intermittente, dite des adolescents, premier indice de l'atteinte portée au rein par un sang surchargé d'acide urique, atteinte qui pourra aboutir, après de longues vicissitudes, aux lésions graves de l'atrophie rénale ou du petit rein goutteux.

Un peu plus tard, ce sont des fluxions hémorroïdales remplaçant les épistaxis ou alternant avec elles, des névralgies fugaces, et des troubles gastriques peu prononcés, crampes, aigreurs, flatulences, paresse des digestions. Chez les jeunes filles, on observe ces formes douloureuses de la menstruation, ces dysménorrhées que Labadie Lagrave désigne sous le nom de migraines utérines.

A ce moment nous sommes bien près de l'attaque articulaire ; mais à aussi juste titre qu'elle, tous ces troubles doivent être considérés comme des manifestations de la diathèse uricémique. En tout cas il est bon de les connaître et de les traiter comme tels ; car si cette diathèse peut être modifiée et enrayée par la thérapeutique, c'est à ce moment qu'on peut espérer obtenir un résultat utile ; et c'est à ce type prémonitoire que s'adressera surtout le traitement préventif.

A la goutte constituée nous reconnaîtrons trois types principaux : le *type articulaire franc*, le *type articulaire chronique*, le *type viscéral*.

1° *Type articulaire franc*. — C'est la goutte classique, régulière, sthénique, débutant de bonne heure par l'accès du gros orteil, se localisant pendant longtemps à cette seule jointure, puis envahissant les autres articulations du pied, les cous-de-pied, gagnant à la longue les genoux, et plus tard les jointures du membre supérieur. Les accès reviennent plus ou moins régulièrement tous les ans, parfois deux fois par an, ou bien s'espacent à plus longs intervalles. En dehors des accès la santé est bonne ; il n'y a pour ainsi dire pas de troubles viscéraux, un peu de dyspepsie, des migraines, quelques poussées eczémateuses.

Ce type, à la longue, peut aboutir à la goutte chronique ou à la goutte viscérale ; mais il peut aussi persister indéfiniment, en s'atténuant, sous cette forme d'accès francs, grâce à un régime bien dirigé et à une thérapeutique appropriée. La déviation vers la goutte chronique, par contre, est souvent hâtée par une mauvaise hygiène et l'abus d'un régime débilitant. C'est dans cette forme clinique que les urines conservent le plus longtemps les caractères que nous avons assignés à l'urologie de la deuxième période ;

2° *Type articulaire chronique*. — Ce deuxième type, comme nous venons de le dire, peut être à la longue l'aboutissant du premier ; mais souvent la tendance à la chronicité et à l'asthénie apparaît dès les premières manifestations. L'attaque traîne en longueur, la résolu-

tion se fait mal et incomplètement ; les crises se succèdent
moins violentes, mais plus prolongées. Rapidement plusieurs jointures sont prises, et de bonne heure la goutte
se porte aux articulations du membre supérieur. Ce
sont des poussées subaiguës incessantes, avec production d'hydarthroses tenaces ou de déformations persistantes.

C'est à ce type qu'appartiennent les ankyloses plus
ou moins complètes, les déviations articulaires, les
dépôts tophacés, aux mains, aux pieds, dans les bourses
olécraniennes ou prérotuliennes.

La santé générale s'altère ; les malades deviennent
anémiques ; les urines prennent rapidement les caractères des urines de notre troisième catégorie. Elles
deviennent pâles, peu denses, pauvres en urée et aussi
relativement en acide urique, tandis que le sang reste
chargé d'urate de soude. Il est rare qu'à la longue elles
ne contiennent pas de l'albumine ou du sucre, d'ordinaire en petite quantité ;

3° *Type viscéral.* — La goutte articulaire existe rarement sans manifestations portant sur quelque autre
organe. Mais ces manifestations abarticulaires ne
représentent que des épisodes sans importance, et le
phénomène morbide principal reste toujours l'attaque de
goutte sur les jointures. Dans le type viscéral qui est
surtout fréquent chez la femme, mais n'est pas rare
non plus chez l'homme, c'est le contraire qu'on
observe ; l'accès goutteux articulaire peut même man-
quer complètement, ou bien il ne se produit qu'à de
longs intervalles ; les goutteux de ce genre peuvent
n'avoir que deux ou trois crises au gros orteil pendant
toute la durée de leur vie. Les manifestations viscérales

constituent toute la maladie. C'est ici que la recherche des divers caractères que nous avons indiqués plus haut devient nécessaire pour juger la nature réelle de ces manifestations morbides.

On pourrait multiplier les variétés de ce type, car il n'est pas d'organe qui échappe aux localisations uricémiques. Mais il est facile de les ranger en quelques catégories, en ajoutant que ces divisions artificielles ne comportent aucune limite fixe, qu'elles empiètent les unes sur les autres, et que chez le même sujet elles peuvent se mêler, se combiner, se succéder sous les aspects les plus divers.

Chez les uns toutefois, ces troubles porteront de préférence sur le tube digestif ; c'est ce que nous avons appelé la forme gastro-hépatique, une des plus communes. Dyspeptiques, bilieux, hémorroïdaires, tels sont les goutteux qui ressortissent à cette variété. Le type s'accuse souvent dès la jeunesse par des gastralgies, la lenteur de la digestion, la flatulence. Les fluxions hémorroïdaires, parfois périodiques, la constipation opiniâtre, des crises d'entéro-colite sont aussi chose commune chez ces sujets. Plus tard des symptômes d'embarras gastrique bilieux, avec douleur vague dans l'hypochondre droit et augmentation passagère du foie, annoncent des engorgements passagers congestifs de l'organe hépatique. La lithiase biliaire n'est pas rare en pareil cas. La tendance à l'obésité, à la dilatation variqueuse du système veineux, appartient aussi à cette forme, dont les traits principaux correspondent à cette « pléthore abdominale » qui pour Gairdner est le fait essentiel de la goutte.

Chez d'autres, les manifestations seront surtout d'ordre cardio-circulatoire, depuis les simples perturbations nerveuses du cœur, jusqu'à l'asystolie ou l'angine de poitrine. A cette forme ressortissent les goutteux qui aboutissent directement à la dilatation cardiaque par les lésions du muscle, des valvules ou du système artériel, et ceux qui y aboutissent secondairement, par le fait des lésions chroniques du rein avec albuminurie, cardio-rénaux, ou des lésions pulmonaires, emphysème et asthme, bronchite à répétition et catarrhe bronchique, cardio-pulmonaires.

Certains goutteux n'ont pendant de longues années, comme unique manifestation, que des attaques de coliques néphrétiques, suivies de l'excrétion de graviers ou de calculs uriques. Cette forme néphrétique, qui peut se compliquer de pyélite, de pyélo-néphrite, d'hématurie, de troubles vésicaux, doit être distinguée du petit rein goutteux dont elle est loin d'avoir la gravité, bien qu'à la longue les deux formes morbides puissent se combiner ou plutôt se succéder, les accidents uriques proprement dits cédant alors le pas aux accidents albuminuriques et urémiques.

Enfin la forme nerveuse ou névropathique, isolée ou associée à quelques rares manifestations articulaires, n'est pas moins commune que le type gastro-hépatique. Dans la clientèle de la ville, la plupart des neurasthéniques sont de famille goutteuse, ce qui ne veut pas dire que tout neurasthénique soit nécessairement goutteux. Mais chez les goutteux qui se plaignent incessamment de céphalée, de vertiges, de palpitations, d'arythmie cardiaque, de névralgies erratiques, d'alternatives de dépression et d'irritabilité, de propension aux idées noires, etc., il est facile de reconnaître les caractères de cet état morbide que depuis Beard on décrit sous le nom de neurasthénie et qui répond en grande partie à ce que Musgrave appelait la goutte mélancolique. Si la nécessité de lutter contre cet état spécial du système nerveux doit inspirer la thérapeutique du médecin, celui-ci toutefois ne doit pas perdre de vue dans son traitement la cause réelle de ces accidents, qu'il faut chercher à combattre comme les autres manifestations viscérales de la goutte.

Articulaire ou viscérale, la goutte aboutit le plus souvent à la longue à un état cachectique, pour la production duquel l'altération du sang, l'épuisement nerveux, la lésion d'un ou de plusieurs organes importants s'associent dans des proportions qu'il n'est pas toujours facile de préciser. Si l'on ajoute que la glycosurie et l'albuminurie ne sont pas rares à cette période de la maladie, on comprendra qu'on se trouve parfois en présence d'un ensemble complexe de phénomènes morbides dont il est malaisé de d'établir la véritable filiation. Au point de vue pratique d'ailleurs, cette filiation exacte importe peu, car on peut dire qu'à cette période on ne peut guère se proposer de modifier thérapeutiquement un pareil état de choses, et tout doit se borner à des prescriptions hygiéniques.

Mais à cette cachexie secondaire et tardive nous devons opposer une autre variété de cachexie goutteuse, qu'on pourrait appeler primitive et précoce. Celle-ci peut être combattue utilement par un traitement approprié, car elle est souvent le résultat d'un régime trop sévère mal entendu ou de médications mal dirigées. Ce type cachectique précoce s'observe en effet chez des sujets privés systématiquement de toute alimentation substantielle, condamnés sans rémission à l'eau, au lait ou aux viandes blanches, ou bien chez des goutteux ayant fait un abus exagéré du colchique.

Bien que jeunes encore, ces malades présentent tous les traits d'une débilité précoce ; ils ont le teint pâle ou terreux ; les cheveux ou la barbe ont blanchi avant l'âge ; leur allure est faible et hésitante, la moindre marche les fatigue ; de l'œdème malléolaire existe habituellement le soir. Les facultés intellectuelles ont baissé, le sommeil est mauvais, troublé de réveils fréquents ou de rêves fatigants. L'appétit est capricieux ou perdu ; la circulation pulmonaire est défectueuse et des râles de congestion hypostatique s'entendent souvent aux deux bases.

Bien que l'artério-sclérose soit le substratum anatomique ordinaire de cet état d'épuisement, il est certain pour nous que par un régime tonique, absolument opposé à celui que l'on conseille d'ordinaire aux goutteux, on arrive parfaitement à triompher de cette débilité précoce, créée autant par une thérapeutique défectueuse que par la maladie même. Et c'est pourquoi ce type de cachexie goutteuse prématurée nous a paru mériter ici une mention spéciale.

IV. — Peut-on guérir et doit-on traiter la goutte ?

Il faut ici distinguer entre la goutte extériorisée sur les articulations ou localisée sur les divers organes, et la goutte, maladie constitutionnelle, vice primordial de la nutrition, acquis ou héréditaire.

Il est certain que nous pouvons guérir une attaque de goutte articulaire chez un goutteux dont la maladie se traduit uniquement par des crises articulaires. On peut même voir disparaître pendant de longues années et même d'une manière définitive toute manifestation du côté des jointures, ce qui équivaut au moins à une guérison relative. Il est vrai que les exemples de ce genre appartiennent surtout aux anciens auteurs, Van Swieten, Hoffmann, Scudamore, qui parlent de goutteux pour lesquels un revers subit de fortune, en les obligeant à un régime alimentaire plus sévère, a été l'occasion d'une disparition des attaques. Mais comme ces mêmes revers de fortune, en créant des préoccupations et des soucis incessants, sont bien plus souvent encore la cause déterminante des crises goutteuses, il ne faudrait pas trop compter sur ce genre de traitement curatif.

Nous avons vu cependant des malades, peu nombreux à la vérité, qui, après avoir souffert pendant plusieurs années d'accès réguliers de goutte, n'en ont plus eu pendant le reste de leur existence, sans présenter d'ailleurs de manifestations internes supplémentaires. Il n'est peut-être pas permis d'attribuer cette disparition de la goutte au traitement employé, mais ces faits au moins paraissent attester que la goutte peut guérir.

La règle est toutefois que lorsque les crises articulaires s'atténuent ou disparaissent, elles sont remplacées par des troubles dyspeptiques, cardiaques, nerveux ou autres, qu'il est bien difficile de ne pas rapporter au vice nutritif essentiel d'où relève la goutte. Nous pouvons encore sans doute modifier heureusement ces troubles viscéraux, mais nous ne sommes jamais certains de ne pas les voir reparaître sous une autre forme ou sur un autre point.

Ceci revient à dire que si nous sommes en état de combattre avec succès les manifestations diverses du vice nutritif dont souffrent les goutteux, nous n'avons aucun moyen assuré de détruire ce vice même, c'est-à-dire la diathèse goutteuse.

Cette diathèse cependant, si nous ne pouvons la supprimer, nous pouvons la modifier, et ceci de manière à en atténuer les conséquences et à en espacer les manifestations.

Il faut être convaincu de la nécessité et de la possibilité de diriger la thérapeutique de la goutte dans ce sens, et cette conviction, nous devons la faire partager aux malades ; car ceux-ci sont bien plus portés à réclamer la guérison immédiate de leurs crises aiguës qu'à en prévenir le retour par un régime et un traitement convenables. Le scepticisme du médecin n'est que trop souvent pour eux un encouragement tacite.

Dyce Duckworth dit avec raison : « Le traitement de la goutte et des états goutteux a été très discrédité par suite de l'impatience et de la crédulité des malades. Ils ne veulent pas se soumettre au régime et au repos nécessaires et ils sont trop enclins à employer une drogue quelconque qui leur aura été recommandée par des gens ignorants ou dont ils auront lu l'annonce à la quatrième page des journaux. C'est ainsi qu'après avoir compromis leur état, ils viennent trouver le médecin pour se soumettre à un traitement rationnel, ce qui est fort désavantageux pour eux et pour lui. »

Au reste, sur l'utilité d'un traitement modificateur de

la diathèse, les opposants aujourd'hui sont rares. Mais nombreux encore sont au contraire les partisans de l'opinion de Sydenham et de Cullen qui voyaient dans l'attaque de goutte une crise salutaire qu'on ne peut guérir sans danger, opinion qui se résume dans la formule célèbre : « Patience et flanelle. »

Trousseau a soutenu cette opinion de son autorité, et il déclare que son expérience personnelle l'a amené à tenir à l'égard des goutteux une conduite aussi réservée que celle de Sydenham. « Au début de ma pratique, dit-il, j'ai tenté, comme beaucoup d'autres, de lutter contre le mal; aujourd'hui je reste les bras croisés; je ne fais rien, absolument rien, contre les attaques de goutte aiguë, alors surtout qu'elles prennent un individu dans la force de l'âge. »

Sur quoi est fondée cette manière de voir?

1° Sur cette idée théorique que l'accès de goutte est une crise favorable qui a pour but d'épurer le sang et de débarrasser l'organisme de l'excès d'acide urique qui l'encombre. C'est l'idée ancienne que la maladie est un effort heureux de la nature pour expulser du corps les humeurs peccantes. Mais en admettant cette idée, pourquoi nous empêcher de joindre l'effort de la thérapeutique à ceux de la nature? L'accès de goutte est dû à une accumulation d'acide urique; mais pourquoi devrions-nous laisser cet acide se détruire uniquement dans la jointure attaquée? Pourquoi, si nous le pouvons, ne le détruirions-nous pas directement dans les tissus par nos agents médicamenteux, ou n'en faciliterions-nous pas l'expulsion par la voie rénale? Et si c'est en agissant ainsi que nous guérissons l'accès articulaire, pourquoi nous interdire de soulager le goutteux?

Or le colchique enraye la formation de l'acide urique et le salicylate en active l'élimination ;

2° Le second argument est la sensation de bien-être que le goutteux éprouve à la suite de sa crise articulaire, sensation qui se comprend de reste après des souffrances aussi violentes, et qui d'ailleurs est commune à tous les convalescents. Mais cette sensation empêche-t-elle de combattre un embarras gastrique ou un rhumatisme articulaire? Et puis, est-elle moins vive chez les goutteux traités que chez les goutteux non traités ?

3° On invoque le déplacement possible des accidents et la crainte de la goutte dite remontée. La goutte remontée appartient encore à l'idée ancienne des métastases. Les anciens ne connaissaient pas le rein goutteux. Les accidents qu'ils décrivaient sous le nom de goutte remontée ou déplacée sont pour la plupart des phénomènes urémiques. Il n'y a pas de goutte remontée, il y a une goutte compliquée. C'est au médecin à savoir prévoir et reconnaître ces complications. Il est certain qu'on ne peut pas traiter un goutteux atteint de lésions rénales profondes comme on traite un goutteux dont les organes sont sains. Mais parce que certains malades, dans des conditions déterminées, ne peuvent tolérer sans danger un médicament, ce n'est pas une raison pour l'interdire systématiquement à tous les autres ;

4° Si l'on guérit un accès de goutte, on court risque, dit Trousseau, de voir les accès revenir à des intervalles plus rapprochés et de changer une goutte franche et passagère en une goutte froide, atonique et persistante. D'abord ceci n'est que la marche naturelle et ordinaire de la goutte abandonnée à elle-même; cette marche n'est pas fatale et nécessaire, mais enfin elle est assez habituelle. La question est donc de savoir si elle est plus fréquente quand on traite l'accès de goutte ou quand on le laisse évoluer. Or, on reconnaîtra qu'une attaque de goutte aiguë, avec les douleurs atroces et l'insomnie qu'elle entraîne, est une cause indiscutable d'épuisement et d'anémie consécutive. Plus l'attaque sera prolongée et douloureuse, plus les conséquences seront graves et persistantes. Le passage de la goutte franche à la goutte atonique n'est que le résultat de l'anémie et de la débilitation du malade. En supprimant rapidement par un traitement énergique les causes d'affaiblissement, il est logique de penser qu'on met le goutteux dans de meilleures conditions pour prévenir l'apparition de la goutte chronique qu'en le laissant s'épuiser dans les douleurs.

Nous ne contestons pas cependant que le traitement abortif de la goutte ait pu provoquer des accidents. Mais c'est le traitement employé dans ces cas qu'il faudrait connaître. Il n'est pas discutable qu'il existe des médications intempestives et dangereuses de la goutte. Mais cela est vrai pour toutes les maladies, et ce n'est pas une raison pour faire de la goutte une sorte de *noli me tangere*. Il ne faut pas craindre de traiter l'attaque de goutte. Il faut craindre de la mal traiter.

MÉDICAMENTS SPÉCIFIQUES DE LA GOUTTE

L'idéal de la thérapeutique serait de trouver pour chaque maladie un médicament spécifique, comme la quinine pour l'impaludisme, le mercure pour la syphilis, le salicylate de soude pour le rhumatisme articulaire aigu. Les agents vantés comme spécifiques de la goutte ne manquent pas. Un seul paraît avoir des droits sérieux à ce titre, le colchique d'automne. Nous commencerons donc par le colchique, l'étude des médications de la goutte, et nous placerons immédiatement après le colchique deux autres médications qui, si elles ne sont pas spécifiques, ont du moins une action spéciale sur les manifestations et sur la diathèse goutteuse même, la médication salicylée et la médication alcaline.

V. — Le colchique et son mode d'action dans la goutte.

Les anciens employaient contre les douleurs articulaires, sous le nom d'hermodacte ou d'hermodactyle, une plante dont les effets semblent analogues à ceux du colchique d'automne. On n'est pas d'accord sur la nature de cette hermodacte, elle paraît représenter cependant une variété de colchique, que Samuel Dalon, Richard et Planche pensent être le colchicum variegatum.

Quoi qu'il en soit, jusqu'au XVIIIe siècle, le colchique d'automne a été regardé comme un poison, et c'est seulement en 1763 que Stork l'introduisit dans la thérapeutique. Mais le véritable emploi de cette plante dans le traitement de la goutte date du commencement de ce siècle, avec les médecins anglais Want, Home, Amstrong, Scudamore, Williams et Haden. Depuis lors, prôné avec enthousiasme par les uns, employé à contre-cœur par les autres, il n'a pas cessé d'être prescrit contre la goutte, et il fait encore aujourd'hui la base de toutes les préparations dites spécifiques, de tous les remèdes secrets, eaux, liqueurs, pilules, élixirs, vantés contre les douleurs goutteuses.

Mais si l'action du colchique sur la goutte est indiscutable, nous ignorons encore comment s'exerce cette action. Les expériences faites sur les animaux ne nous apprennent rien à cet égard, et l'étude des effets du médicament sur l'homme ne nous renseigne pas davantage.

Ce qui est le moins contesté, c'est son action purgative et son influence irritante sur le tube digestif. À dose toxique, dans les cas d'empoisonnement chez l'homme, il y a inflammation et ulcération de l'estomac et de l'intestin, avec vomissements et diarrhée suivis de collapsus, de prostration et de refroidissement des extrémités. Chez le chien, l'injection de vin de colchique dans la jugulaire détermine de même, d'après Home et Scudamore, des vomissements et des selles bilieuses, un ralentissement remarquable de la respiration et du pouls, suivi bientôt d'une accélération irrégulière du cœur et d'un collapsus mortel.

A doses thérapeutiques, si ces doses sont élevées et répétées, les effets sont ceux d'un drastique énergique; mais il y a rarement des vomissements; l'effet stomacal se borne d'ordinaire à des nausées.

L'action cardio-circulatoire a été très peu étudiée. D'après les expériences de Home, le colchique semble agir sur le pneumogastrique à la manière de la digitale, ralentissant d'abord les battements du cœur, puis dans la période qui précède la mort, les accélérant ou les rendant irréguliers. Garrod admet cette action sédative sur le système cardio-vasculaire, et Maclagan a vu sur lui-même la teinture de colchique faire baisser rapidement la fréquence du pouls.

L'action sur la sécrétion urinaire serait la plus intéressante à préciser. Elle est justement la plus controversée.

Stork considérait le colchique comme un puissant diurétique. Mais il est presque seul de cet avis; la plupart des auteurs nient cette action diurétique et pour notre part, dans nos expériences, nous ne l'avons jamais constatée d'une manière nette.

Mêmes contradictions pour les principes constituants de l'urine; les uns admettent que ces principes sont augmentés; les autres qu'ils sont diminués; d'autres qu'ils ne sont en rien modifiés.

Hammond, Christison, Maclagan ont constaté surtout l'augmentation de l'urée; d'après Chélius, d'Heidelberg, c'est surtout l'excrétion de l'acide urique qui serait accrue; d'après Bouchardat, il y a à la fois augmentation de l'élimination de l'urée et de l'acide urique.

Osterlen et Boeker déclarent au contraire que le colchique ne modifie nullement l'urine ni dans sa quantité ni dans sa teneur en urée et en acide urique.

Garrod, malgré de nombreuses expériences et des analyses répétées, n'a pu arriver à rien de précis. Il incline toutefois à croire que tout ce qui a été dit concernant l'accroissement de la proportion d'acide urique sous l'influence du colchique est fondé sur des déductions erronées ; tantôt on rapporte au médicament ce qui est un effet naturel de la maladie à certaines périodes ; tantôt l'erreur provient d'analyses incomplètes, portant sur une partie seulement des urines de la journée.

« Rien ne démontre, conclut-il, qu'un des effets du colchique soit de provoquer une élimination plus considérable de l'acide urique ; lorsque l'action du médicament est longtemps prolongée, elle semble même produire tout le contraire. »

Les expériences que nous avons faites sur un certain nombre de malades et qui se trouvent consignées dans notre *Traité de la goutte* nous ont conduit à des conclusions analogues.

L'effet diurétique du colchique est très discutable. Dans tous les cas où nous l'avons noté, il était très peu marqué et on pouvait attribuer la diurèse à la marche même de la maladie bien plus justement qu'au médicament.

Le colchique diminue l'acidité de l'urine.

On ne peut rien affirmer de net au sujet de son action sur l'excrétion de l'urée, tant les résultats obtenus sont contradictoires ; il paraît cependant plutôt diminuer la quantité d'urée.

Le colchique, continué pendant un temps suffisant,

diminue notablement la proportion d'acide urique excrété par l'urine.

On ne peut non plus être précis au sujet de l'acide phosphorique. Parfois, il y a augmentation ; le plus souvent, on trouve une diminution ou des variations insignifiantes.

Les résultats sont plus nets pour les bases de l'urine. D'une manière constante, il y a diminution simultanée de la quantité de chaux et de magnésie et au contraire augmentation de la proportion de potasse et de soude ; l'augmentation de la soude est peu marquée, celle de la potasse est au contraire considérable.

Ces conclusions ne permettent guère de se prononcer d'une manière ferme sur les modifications que produit le colchique dans l'organisme du goutteux. La diminution de l'acide urique excrété est toutefois à retenir, et nos analyses viendraient à l'appui de l'idée émise par Graves, à savoir que le colchique a pour effet principal d'entraver la formation de l'acide urique dans l'organisme, et que c'est à ce titre qu'il agit dans la goutte.

Les expériences faites avec le principe actif du colchique, la colchicine, ne fournissent pas de résultats plus satisfaisants.

En dehors de l'action irritante sur l'estomac et l'intestin, qui est la même que celle de la plante même, les effets signalés par Albers de Bonn et par Jolyet sont contradictoires, ce qui peut s'expliquer par l'incertitude même de la chimie sur la composition exacte de la colchicine. D'après Albers, la colchicine est un poison paralysant du mouvement musculaire « sans que la paralysie ait été précédée de crampes et de secousses musculaires ». D'après Jolyet, c'est un poison excito-moteur de la moelle dont l'action est très analogue à celle de la strychnine. Il n'y a rien à conclure de ces résultats diamétralement opposés.

En somme, rien de ce que nous savons de l'action physiologique du colchique ne permet de saisir le mode d'action du médicament sur les manifestations goutteuses.

Certains l'ont attribué à ses effets purgatifs. Mais il n'est pas discutable que le colchique agit d'autant plus sûrement dans la goutte que ses effets sur le tube digestif sont moins marqués. On ne saurait non plus invoquer son action diurétique, à peu près nulle, comme nous l'avons constaté.

Faut-il adopter l'opinion de Graves qui suppose que le colchique arrête la formation de l'acide urique dans l'organisme ? C'est notre avis, et les analyses d'urines faites chez nos goutteux plaident en faveur de cette hypothèse.

On se contente en général d'admettre une sorte d'action sédative particulière sur le système nerveux, explication qui n'est guère compromettante, surtout si l'on pense avec Gairdner que les médicaments ne sauraient agir autrement qu'en influençant d'abord le système nerveux.

En réalité, on ignore encore comment le colchique agit dans la goutte ; mais son action n'en est pas moins aussi indéniable que celle de la digitale dans les maladies du cœur. Aucun médicament ne nous a jamais donné chez les goutteux des résultats aussi constants, aussi rapides, aussi décisifs que le colchique, et nous n'hésitons pas à dire que la guérison non seulement d'une affection articulaire, mais encore d'une manifestation viscérale quelconque, par l'usage du colchique,

est pour nous la preuve indiscutable de la nature
goutteuse de cette manifestation.

VI. — Emploi des préparations de colchique dans la goutte.

Le colchique peut être administré sous forme de
poudre, d'extrait aqueux, alcoolique ou acétique, de
teinture, de vin; on utilise ses semences, ses bulbes,
ses fleurs. Toutes ces préparations donnent de bons
résultats ; certaines paraissent plus actives que d'autres ;
en particulier celles qui sont faites avec les semences.
Quelques-uns donnent cependant la préférence aux
préparations faites avec les fleurs fraîches qui auraient
une action plus régulière. Nous croyons qu'il n'y a pas
lieu de préconiser l'emploi des unes au détriment des
autres et que toutes peuvent être prescrites indifféremment. Il y a lieu surtout de tenir compte de la susceptibilité individuelle, certains malades supportant mal
des doses qui seraient sans effet chez d'autres.

Toutefois, la plupart des auteurs qui ont écrit sur la
goutte ont leur préparation préférée. Scudamore
employait surtout l'extrait acétique de bulbes. Garrod
et la plupart des médecins anglais se servent plus
volontiers de vin de colchique. Trousseau, qui est opposé
en règle générale à l'emploi du colchique, prescrivait
les pilules suivantes dues à Becquerel :

Sulfate de quinine...................... 1gr,50
Extrait de digitale..................... 0gr,25
Extrait de semences de colchique...... 0gr,50

Pour une masse pilulaire qu'on divisera en 10 pilules.

Il en donnait deux ou trois par vingt-quatre heures, pendant trois, quatre ou cinq jours de suite.

D'après Dyce Duckworth, la mixture suivante est employée à Saint-Bartholomew's Hospital et donne d'excellents résultats :

> Carbonate de magnésie............... 0gr,50
> Teinture de semences de colchique... XX gouttes.
> Eau de menthe...................... 30 grammes.
> On l'administre pendant trois ou quatre jours de suite.

Pour nous, nous donnons indifféremment l'extrait alcoolique, en pilules de 0gr,05 à 0gr,10, ou la teinture alcoolique de semences ou de fleurs, à la dose de 3 ou 4 grammes. Mais la préparation que nous prescrivons de préférence et qui nous a toujours donné les meilleurs effets est la liqueur de Laville, qui n'est certainement qu'une mixture de colchique.

Nous avons dit l'opinion de Trousseau sur le danger d'un traitement actif de la goutte. Todd est un des rares auteurs anglais qui partagent en partie cette manière de voir. Il n'est pas du moins favorable à l'emploi du colchique et préfère, dit-il, essayer de guérir le paroxysme sans recourir à ce moyen. Il pense que, si le colchique abrège la durée de la crise aiguë, il abrège aussi l'intervalle entre les accès. Il y a d'après lui un grand danger à habituer les malades à prendre de fortes doses ou des doses croissantes du médicament. La tolérance s'établit avec la plus grande facilité et il existe des buveurs de colchique comme il existe des mangeurs d'opium.

Todd donne là la véritable explication des préjugés répandus sur le colchique. Il est certain que le colchique peut être dangereux chez les goutteux, comme la morphine chez les névropathes. Mais il ne le devient que par l'emploi inconsidéré qu'en font les malades, qui arrivent à se l'administrer, à la moindre alerte, de leur propre autorité et sans l'avis du médecin. Comme pour tant d'autres médicaments, les méfaits qu'on attribue au remède tiennent non pas à l'usage, mais à l'abus qu'on en fait.

Watson, par contre, est un partisan des plus convaincus du traitement de la goutte par le colchique. « Ce médicament, dit-il, calme d'une manière presque magique les douleurs de la goutte; c'est là un fait incontestable. En quoi consiste son action en pareil cas? C'est ce qu'il est plus difficile de décider. On sait qu'il peut déterminer des nausées, des vomissements, de la diarrhée et de la prostration; mais les effets curatifs ne sont nullement subordonnés à l'existence de ces symptômes. Après son administration, la brusque disparition de l'inflammation goutteuse est quelquefois le seul phénomène constaté. Aujourd'hui, le malade est perclus, en proie aux plus atroces douleurs; la jointure est tuméfiée, chaude et rouge; demain, il pourra se lever tout à fait bien et en état de marcher. Le colchique est un parégorique par excellence. »

Watson conseille le vin de colchique qu'ildonne de la façon suivante : quarante à soixante gouttes dans une potion saline, et le lendemain matin, 2 grammes dans une potion purgative.

Quand la goutte prend la forme chronique, il est d'avis de continuer le colchique à petites doses, pendant un certain temps. S'il n'y a pas d'effets sur l'intestin, il faut administrer concurremment de légers purgatifs, le calomel par exemple, pour régulariser l'action du foie.

Enfin Watson pense que le colchique peut prévenir l'attaque de goutte. « En administrant, dit-il, le colchique à la première apparition des phénomènes prémonitoires, on parviendrait souvent à empêcher le développement des accès. »

Gairdner ne croit pas non plus aux préjugés qui règnent contre l'emploi du colchique, ni aux accidents graves qui résulteraient de son administration dans l'accès de goutte. Le seul reproche, à son avis, qu'on pourrait lui adresser, c'est, quand il est donné inconsidérément, d'augmenter la tendance naturelle de la goutte aux récidives. Pour Gairdner, le colchique soulage d'autant mieux qu'il agit plus silencieusement, sans donner lieu à des troubles généraux. Aussi considère-t-il les doses faibles comme les plus efficaces contre les accès. Le médicament ne doit pas être donné trop tôt. Il ne faut le prescrire que quand le gonflement et l'œdème sont bien marqués. Les cas qui réclament surtout le colchique sont les cas de goutte régulière, sans lésion viscérale. Il n'y a pas de bénéfices à en attendre dans la goutte atonique.

Nous ne partageons l'avis de Gairdner ni sur le moment d'administration, ni sur le mode d'emploi du colchique à faibles doses.

Attendre pour prescrire le remède que le gonflement et l'œdème soient bien prononcés, c'est s'exposer à voir persister le gonflement articulaire. Le colchique doit être administré dès que le diagnostic est posé, dès que l'accès est caractérisé. Donné ainsi à propos, il ne supprime pas seulement la douleur, il enraye, en diminuant la formation d'acide urique, le travail inflammatoire provoqué par l'apport de cet acide au niveau de la jointure, et s'oppose par suite à l'œdème congestif qui en est la conséquence.

Il nous paraît de même dangereux de procéder par petites doses. Garrod, dans la goutte aiguë, débute d'emblée par une dose élevée, 2 à 4 grammes de vin, et plus encore, à prendre en une fois. Puis il continue à doses plus faibles, 50 à 60 centigrammes de vin à prendre en deux ou trois fois dans les vingt-quatre heures. Nous procédons de même, en prescrivant dès le premier jour 2 à 4 grammes de teinture, pour diminuer ensuite progressivement. Le but doit être de supprimer l'accès et non de l'atténuer.

Or l'emploi de faibles doses ne fait que diminuer l'intensité de l'attaque; on s'expose par suite à une accumulation nouvelle et prochaine de l'acide urique dans le sang et au retour à brève échéance d'une nouvelle crise. Cette répétition des accès doit être évitée à tout prix, car c'est ainsi qu'on hâte l'apparition de la goutte chronique.

C'est là, on le sait, un des reproches que font au colchique les adversaires de ce remède. Ce reproche n'est justifié que précisément dans ces cas d'emploi incomplet et hésitant du médicament. Pour nous qui administrons le colchique à dose suffisante et sans tergiversation, nous n'avons jamais observé ni accidents immédiatement imputables au remède, ni tendance à la répétition des accès.

Dyce Duckworth déclare de même que depuis quinze ans, il a soigné de nombreux cas de goutte et qu'il n'a guère prescrit autre chose que le colchique; dans la majorité des cas aucun traitement ne lui a si bien réussi.

« Donné comme il convient, dit-il, le colchique ne

cause aucun effet fâcheux et ne favorise nullement de nouvelles attaques. »

Mais si le colchique doit être prescrit à doses suffisamment fortes pour agir efficacement contre l'attaque aiguë, il ne faut pas cependant exagérer ni surtout répéter ces doses élevées, sous peine de produire une dépression trop complète de l'organisme.

Bien que les effets paraissent d'autant plus sûrs qu'il ne se produit ni sueurs abondantes, ni selles diarrhéiques, nous connaissons cependant des goutteux chez lesquels le colchique ne paraît agir qu'à la condition de provoquer une certaine diaphorèse ou quelques selles liquides. Il ne faut donc pas craindre un léger effet purgatif ou sudorifique. Mais on doit se hâter de diminuer la dose dès qu'il survient des hypersécrétions trop prononcées et surtout si l'on observe un flux intestinal abondant.

Quant à l'alcaloïde du colchique, la colchicine, nous ne nous en sommes jamais servi et nous n'en conseillons pas l'emploi. C'est une substance trop difficile à manier et dont les effets sur la goutte n'ont d'ailleurs pas été sérieusement étudiés.

VII. — Le salicylate de soude.

C'est depuis la communication de Germain Sée à l'Académie de médecine en 1877, que le salicylate de soude est entré dans la thérapeutique de la goutte. Nous ne voulons pas revenir sur les discussions qu'a soulevées cette communication. Il est à noter cependant que la plupart des médecins qui ont pris part au débat, tels que Lasègue, Charcot, Frémy, Guéneau de Mussy, Hérard, Moutard-Martin, Oulmont ont signalé l'action infidèle du salicylate dans l'accès de goutte; quelques-uns mêmes l'ont déclaré dangereux.

Il y a une exagération évidente dans l'éloge que fait G. Sée de ce médicament dans le traitement de la goutte, quand il avance que « c'est dans la goutte aiguë et chronique que les résultats sont les plus remarquables, et que le salicylate est le médicament par excellence de la goutte ».

Nous ne saurions souscrire à cette proposition. C'est dans le rhumatisme articulaire aigu que les effets du salicylate de soude sont les plus constants et les plus remarquables; dans la goutte, le salicylate est inférieur au colchique.

A cet égard, les conclusions de Barclay, qui a expérimenté à Saint-Georges Hospital l'action du salicylate dans la goutte, nous paraissent plus proches de la vérité.

Barclay déclare que les effets du salicylate chez les goutteux n'ont rien de commun avec ceux qu'il détermine dans le rhumatisme articulaire aigu. Il constate que, quand un goutteux est influencé par le colchique, celui-ci a une action bien plus énergique sur la marche de la maladie. Il pense toutefois que le salicylate peut être de quelque utilité quand les attaques se répètent et que le colchique cesse d'agir.

Dyce Duckworth dit de même qu'il a essayé le salicylate de soude dans un grand nombre de cas de goutte aiguë, et qu'il l'a trouvé dans la plupart des cas très inférieur au colchique pour soulager les symptômes les plus saillants. « J'ai demandé, ajoute-t-il, à d'autres médecins ce qu'ils en pensaient, et j'ai vu que leur expérience concordait avec la mienne. »

Pour nous, nous ne dénions pas toute action au salicylate de soude dans la goutte aiguë, mais nous avons toujours trouvé cette action moins constante et moins prononcée que dans le rhumatisme. Il diminue les phénomènes douloureux et atténue la violence du paroxysme, mais il n'abrège en rien la maladie.

Tandis que l'attaque de rhumatisme articulaire aigu est arrêtée et guérie en trois ou quatre jours de traitement salicylé, l'attaque de goutte continue son évolution et parcourt ses phases habituelles.

En outre nous avons vu assez souvent une nouvelle poussée articulaire survenir peu de temps après un accès traité par le salicylate.

Nous devons déclarer toutefois que nous n'avons jamais constaté les accidents métastatiques que certains ont voulu mettre au compte de ce médicament, et nous ne croyons guère à un danger de ce genre. Mais en raison de l'inconstance des résultats, le plus souvent d'ailleurs incomplets, fournis par le salicylate, nous lui préférons sans hésitation le colchique dans le traitement de l'accès de goutte.

Mais si le salicylate nous paraît inférieur au colchique dans la goutte aiguë, il n'en est plus de même dans la goutte chronique avec concrétions tophacées, déformations articulaires, tendance aux poussées subaiguës incessantes. C'est ici que le médicament trouve sa véritable indication et qu'il nous semble posséder une action vraiment spécifique.

Donné de temps à autre pendant plusieurs jours de suite à la dose de 4 grammes par jour, dans l'intervalle des attaques, il augmente chaque fois dans de notables proportions le chiffre de l'acide urique éliminé et débarrasse ainsi le sang de son excès d'urate de soude.

En le donnant dans cette forme de goutte nous nous proposons trois buts :

1º Prévenir les attaques ;

2º Empêcher la formation d'ankyloses et faire disparaître les raideurs articulaires déjà existantes ;

3º Faciliter la résorption des dépôts uratiques.

Ces résultats, nous les avons obtenus chez un grand nombre de nos malades. Nous avons réussi à rendre le libre usage de leurs mains et de leurs jambes à des goutteux confinés au lit depuis des mois ; la douleur, le gonflement persistant, la raideur disparaissaient peu à peu.

Nous avons vu aussi s'effacer en partie les tophus péri-articulaires ; jamais toutefois nous ne les avons vus disparaître complètement. Il semble que l'action du salicylate s'exerce mieux sur les infiltrations des cartilages et des ligaments que sur les dépôts sous-cutanés.

Enfin, chez ces mêmes malades, dont les accès étaient pour ainsi dire continus, ne quittant une jointure que pour se porter sur une autre, nous avons réussi à limiter le nombre des attaques à trois ou quatre par an.

Mais pour obtenir ces résultats, il faut une persévérance au moins égale de la part du médecin et du malade. Il ne s'agit pas de donner quelques doses de salicylate et de s'arrêter sous un prétexte ou sous un autre pour se rejeter sur d'autres remèdes.

Il faut continuer pendant des mois le salicylate à la dose de 2, 3, 4 grammes, laissant seulement reposer le malade tous les douze ou quinze jours, pendant quatre à cinq jours, puis reprenant le médicament avec la même suite, ou bien le donner d'une manière continue, sans interruption, à dose quotidienne plus faible, $0^{gr},50$ à $0^{gr},60$ en deux fois.

Il est bien entendu que des lésions rénales profondes, une néphrite interstitielle évidente, sont une contre-indication formelle d'une pareille médication.

Dans certaines manifestations viscérales de nature nettement goutteuse, la cystite, en particulier, la pyélite et même l'angine de poitrine, le salicylate de soude nous a paru cependant agir à titre de spécifique aussi bien sinon mieux parfois que le colchique; nous reviendrons plus loin sur ces faits.

On a conseillé aussi l'emploi du salicylate de lithine et du salicylate de quinine dans la goutte. Nous n'avons pas d'expérience personnelle du salicylate de quinine. Mais le salicylate de lithine nous a donné, dans le traitement de la goutte chronique, des résultats qui permettent de le placer sur le même rang que le salicylate de soude.

Parlerons-nous maintenant du mode d'action du salicylate dans la goutte? Cette action est aussi difficile à préciser que celle du colchique. D'une manière générale on a invoqué pour expliquer sa puissante influence thérapeutique, tantôt ses propriétés antifermentescibles, tantôt ses propriétés sédatives sur le système nerveux. Dans l'interprétation de son action anti goutteuse, il faut surtout faire intervenir, à notre avis, ses propriétés trophiques, la manière dont il modifie la nutrition cellulaire.

C'est par l'analyse de l'urine qu'on a cherché à s'éclairer sur ce point. Mais comme pour le colchique, on constate ici de nombreuses contradictions. Pour Germain Sée, le salicylate de soude favorise l'élimination de l'acide urique. Cette opinion est celle de la plupart des auteurs, en particulier de Byasson, de Blanchier et Bochefontaine, de Haig. Mais d'autres, Marrot, Noël Paton, soutiennent que le salicylate diminue l'excrétion de l'acide urique. Pour l'urée, de même, les uns ont constaté une diminution, les autres n'ont noté aucune modification appréciable. Mêmes variations pour l'excrétion de l'acide phosphorique.

Dans un travail antérieur nous avons essayé d'expliquer, sinon de concilier ces opinions en apparence si contradictoires.

Elles tiennent, d'après nous, d'une part à ce que certains auteurs ne tiennent pas compte de la quantité d'urine rendue dans les vingt-quatre heures et jugent des modifications de l'urée et de l'acide urique d'après le taux par litre, de l'autre aux périodes différentes de la maladie où l'analyse des urines a été faite.

En suivant jour par jour, comme nous l'avons fait, les modifications de l'urine consécutives à l'administration du médicament, voici ce qu'on constate d'une manière pour ainsi dire constante [1].

Dans le rhumatisme articulaire aigu, l'urée et l'acide urique présentent immédiatement une hausse considérable; cette hausse, dans quelques cas, peut être retardée de quarante-huit à soixante-douze heures, mais elle se fait en général dans les premières vingt-quatre heures et dure de trois à quatre jours ; à cette

1. LECORCHÉ ET TALAMON. — Action du salicylate de soude sur l'urée, l'acide urique et l'acide phosphorique dans le rhumatisme articulaire aigu. *Études médicales*, 1884, p. 618.

élévation succède une baisse progressive, parfois brusque, qui ramène le chiffre de l'urée et de l'acide urique à la normale ou au-dessous; l'acide phosphorique présente la même élévation et ses variations suivent celles de l'urée et de l'acide urique.

Ainsi, dans une de nos observations, le malade, pendant les trois jours qui ont précédé l'administration du salicylate, a rendu 83 grammes d'urée; pendant les trois premiers jours où il a pris le médicament, le total de l'urée excrétée s'est élevé à 113 grammes, et les deux jours suivants il a encore rendu 88 grammes d'urée. Le chiffre de l'acide urique, pendant la première période, a été de $2^{gr},186$; il s'est élevé pendant le même temps, sous l'influence du salicylate, à $3^{gr},764$ et pendant les deux jours suivants à $1^{gr},93$.

Les effets sont les mêmes dans la goutte, quoique moins prononcés. L'excrétion de l'acide urique est augmentée pendant une première période, d'une durée variable, mais qui ne dépasse pas quatre à cinq jours, puis elle diminue.

Cette augmentation initiale de l'acide urique est-elle seulement le fait de l'alcalinisation du sang favorisant l'élimination de l'acide sous forme d'urate neutre? Nous ne le croyons pas. Il y a plus, à notre avis, et le salicylate nous paraît agir à la manière des chlorures alcalins sur la nutrition cellulaire même; il active le fonctionnement des cellules et exagère ainsi la désassimilation des matières azotées.

L'augmentation énorme du chiffre de l'urée qui accompagne toujours l'excrétion accrue de l'acide urique en est pour nous la preuve décisive.

A cette suractivité fonctionnelle succède rapidement

une sorte de fatigue, d'épuisement des cellules, d'où la diminution des éléments constituants de l'urine.

C'est pour cela que dans la goutte chronique ou dans les intervalles de goutte aiguë nous donnons le salicylate d'une manière prolongée mais intermittente, avec des périodes de repos plus ou moins longues; on arrive ainsi à tenir en bride en quelque sorte la tendance de l'organisme à fabriquer l'acide urique en excès, et en empêchant l'accumulation de cet acide dans les tissus à prévenir ou du moins à espacer les attaques articulaires.

VIII. — Les alcalins.

L'idée de combattre la goutte par les bases alcalines, la soude, la potasse, la lithine et leurs sels, se trouve en germe dans la thérapeutique des anciens qui donnaient aux goutteux des décoctions de cendres végétales. Les sels de magnésie et de chaux ont d'abord été préconisés. Cullen conseillait l'eau de chaux pour neutraliser l'acide urique du sang. Scudamore donnait la préférence à la magnésie pure ou carbonatée. Les sels ammoniacaux ont aussi eu leurs partisans, en particulier le phosphate d'ammoniaque. Buckler et Edwards employaient ce sel à la dose de 8 à 10 grammes par jour pour prévenir les attaques de goutte et pour dissoudre les dépôts uratiques. Garrod dit que le phosphate d'ammoniaque peut être utilisé avec avantage surtout quand les fonctions de la peau se font mal. Et Dyck Duceworth le recommande encore, largement dilué, à la dose de 50 centigrammes à 2 grammes trois fois par jour, quand on veut obtenir une action légèrement stimulante.

On ne se sert plus guère aujourd'hui que des sels de soude, de potasse et de lithine.

Les dangers de la médication alcaline ont été singulièrement exagérés par Trousseau, comme ceux du colchique. Nous ne nions pas que les alcalins et en particulier le bicarbonate de soude ne puissent donner lieu à des accidents d'anémie et d'épuisement général comme ceux que signale Trousseau. Mais c'est moins le médicament qu'il faut accuser que la manière inopportune dont il est prescrit. Il faut aussi tenir compte de la susceptibilité individuelle, certains sujets tolérant mal, même à très petites doses, l'usage des alcalins.

Mais, abstraction faite de ces idiosyncrasies, ni les fortes doses, ni l'emploi prolongé du bicarbonate de soude ne sont nuisibles quand ce sel est administré à propos. Il suffit de citer l'exemple bien connu de d'Arcet qui mangeait 1 kilogramme de pastilles de Vichy par mois, indépendamment d'une très grande quantité de bicarbonate qu'il prenait chaque jour en boisson, soit à jeun, soit à ses repas, et qui a pu continuer pendant quinze ans l'usage de ce sel à ces doses énormes, non seulement sans présenter aucun signe de cachexie alcaline, mais encore en maintenant sa santé dans un état parfait.

La question est donc seulement de savoir dans quelles conditions il convient de prescrire la médication, et pour cela il faut d'abord essayer de préciser de quelle manière les alcalins agissent sur l'organisme.

Leur action est certainement complexe. Ils augmentent d'abord l'alcalinité du sang, comme le montre l'alcalinisation rapide des urines à la suite de l'administration même passagère et à doses peu élevées de ces sels. Ils agissent en outre directement sur le suc gastrique dont ils excitent la secrétion à faible dose, dont ils neutralisent l'acidité à forte dose. Leur action, et en particulier celle du bicarbonate de soude sur les fonctions du foie, est un fait admis par tradition et chaque jour vérifié. Heidenhain a de plus démontré leur influence sur la sécrétion du pancréas et conclut de ses expériences qu'ils favorisent la digestion pancréatique.

Il y a là un ensemble d'effets généraux et locaux dont il faut tenir compte dans l'appréciation de l'action des alcalins sur l'organisme. Mais le fait important à considérer est la modification qu'ils apportent au mode de nutrition intime des tissus.

A cet égard les opinions sont partagées.

Si quelques-uns pensent que ces modifications sont insignifiantes, d'autres soutiennent avec Mialhe que les alcalins activent les combustions organiques. Nos recherches personnelles ne nous permettent pas d'admettre un pareil mode d'action. Si d'une manière générale on constate, après l'administration du bicarbonate de soude par exemple, une légère augmentation de l'acide urique excrété, cette augmentation ne persiste pas, et au bout de quelques jours il y a abaissement simultané du chiffre de l'acide urique et de l'urée [1].

1. Voir Lecorché, *Traité de la goutte :* action des alcalins sur l'acide urique, pages 47 et suivantes.

Rabuteau a de même constaté que le chiffre de l'urée baissait de 20 pour 100 sous l'influence des bicarbonates alcalins.

L'augmentation initiale tient d'une part à ce que ces sels sont diurétiques, de l'autre à ce qu'ils alcalinisent le sang. A ce double titre ils favorisent l'élimination de l'urée. Ils favorisent aussi la sortie de l'acide urique qu'ils font passer de l'état d'acide biurique à l'état d'acide urique, transformant ainsi le biurate de soude en urate neutre, sel plus dialysable que le biurate.

Mais ce lavage une fois produit, il y a diminution constante de l'acide urique et de l'urée excrétés, et cet abaissement persiste pendant un temps fort long, même après la suppression des alcalins. Il y a donc ralentissement du travail d'oxydation organique et non activité comburante exagérée. S'il en était ainsi, l'augmentation initiale de l'urée et de l'acide urique devrait aller croissant à mesure que l'on prolonge l'usage des alcalins et non faire place à une baisse simultanée de ces deux produits.

C'est là, dans cette modération de l'activité des échanges intra-cellulaires, que se trouve le véritable mode d'action des alcalins sur l'organisme, et c'est cette propriété qui en fait pour nous le médicament de choix dans le traitement d'une diathèse caractérisée essentiellement par une activité exagérée des actes nutritifs. En enrayant à l'aide des alcalins ce travail d'hypernutrition, nous nous proposons comme but de prévenir ou de retarder l'état de cachexie et d'épuisement auquel il doit fatalement aboutir, surtout dans une maladie de longue durée comme la goutte.

Mais si l'utilité des alcalins nous paraît si grande

dans les périodes prémonitoires et actives de la goutte, il est évident que, donnés d'une manière inconsidérée à une époque où la diathèse a épuisé en quelque sorte le terrain sur lequel elle évolue, alors que les conséquences seules de cette diathèse existent chez un sujet cachectisé, ces sels ne peuvent devenir que nuisibles. Leur action modératrice continuant à s'exercer ne peut qu'aggraver le défaut de résistance de l'organisme, et le danger sera d'autant plus grand que l'épuisement même du malade sera plus prononcé. A l'anémie cachectique résultant de la maladie elle-même vient s'ajouter l'anémie résultant de l'action du médicament.

Dans ce sens et à cette période seulement de la goutte les assertions de Trousseau sur la cachexie alcaline doivent être tenues pour vraies et contre-indiquent l'usage des alcalins.

A tout autre moment, ils représentent pour nous la médication presque spécifique de la diathèse, comme le colchique et le salicylate représentent les véritables médicaments de ses manifestations locales.

IX. — Sels de soude et de potasse.

Chacune de ces bases a ses partisans. En Angleterre et en Allemagne ce sont les sels à base de potasse, carbonate, acétate et citrate, qui sont le plus ordinairement employés. Pour nous, sauf l'iodure de potassium, nous donnons la préférence aux sels de soude, et plus spécialement au bicarbonate.

Les raisons qui font préférer aux médecins anglais la potasse à la soude sont que les sels de potasse ont des propriétés diurétiques plus prononcées et une action dissolvante sur l'acide urique plus énergique. Les sels de potasse, dit Garrod, exercent surtout leur action sur les reins et déterminent une diurèse abondante; les sels de soude agissent plus sur le foie que les sels de potasse, mais moins sur les reins. D'autre part l'acide urique devient plus soluble dans le sang et dans l'urine sous l'influence des sels de potasse que sous l'influence des sels correspondants de soude. Enfin, si de petits fragments de cartilage articulaire incrustés d'urate de soude provenant de sujets goutteux sont plongés, les uns dans une solution de carbonate de soude, les autres dans une solution de carbonate de potasse, au bout d'un certain temps ceux-ci se seront dépouillés de l'urate de soude et auront repris les caractères de l'état normal, tandis que ceux-là n'auront encore subi aucune modification appréciable.

En Allemagne, Beneke, qui est un des plus ardents défenseurs des sels de potasse, invoque d'autres arguments. Pour lui les sels de soude ne donnent que des résultats instables parce qu'ils n'agissent que sur les liquides et qu'ils ne déterminent qu'une alcalinité passagère du sang, tandis que les sels de potasse s'assimilent aux globules rouges et se fixent de préférence sur les tissus dont ils modifient la constitution.

Pour ce qui est de l'alcalinisation du sang, nous ferons remarquer que la soude ne paraît le céder en rien à la potasse, et que l'alcalinité persiste d'ordinaire fort longtemps après l'administration pendant quelques jours seulement de très faibles doses de bicarbonate de soude. Quant à la fixation de la potasse par les tissus, nous ne croyons guère à la possibilité de pousser bien loin cette assimilation, et en tout cas nous en voyons plus facilement les dangers que les avantages. Il y a longtemps que les expériences de Gultmann ont démontré que les sels de potasse agissent d'une manière nuisible sur le cœur, dont ils ralentissent et affaiblissent les battements, et sur la moelle dont ils amoindrissent l'excitabilité réflexe, tandis que les sels de soude ne produisent rien de semblable.

Les arguments de Garrod sont plus sérieux. Mais si les propriétés diurétiques et dissolvantes des sels de soude sont moindres que celles de sels de potasse, elles existent cependant à un degré encore assez satisfaisant. Les expériences de Chevalier, de Petit, de Bérard à propos de l'action des eaux de Vichy sur les graviers et les calculs d'acide urique le prouvent nettement.

La supériorité à cet égard des sels de potasse nous paraît compensée par ce fait que la toxicité de ces sels est bien plus grande que celle des composés sodiques. Cl. Bernard a montré la parfaite innocuité du carbonate de soude injecté dans les veines; il a vu aussi que des quantités considérables de sels de soude peuvent être mélangées pendant plusieurs mois à la nourriture des animaux sans le moindre inconvénient, tandis que les sels de potasse sont loin d'être supportés à la même dose dans les aliments. De même, des doses très faibles de sels de potasse injectés dans le sang de chiens ou de lapins suffisent pour amener la mort foudroyante.

Enfin, pratiquement, il est certain que les sels de

potasse sont bien moins facilement tolérés par les malades que les sels de soude ; ils provoquent souvent des troubles digestifs et de la diarrhée, et on ne peut ni en continuer longtemps l'usage, ni les donner à fortes doses.

Beneke les prescrit à la dose de 50 centigrammes à 1 gramme ; on peut en donner jusqu'à 2 ou 3 grammes par jour ; mais il faut alors en interrompre fréquemment l'usage.

Pour toutes ces raisons, les sels de soude nous paraissent préférables. Nous avons déjà parlé du salicylate de soude qui a ses indications particulières et qui agit d'ailleurs plutôt par son acide que par sa base. Il en est de même du benzoate de soude, l'acide urique, sous l'influence de l'acide benzoïque, se tranformant en acide hippurique, et l'urate de soude passant dans l'urine à l'état d'hippurate, plus soluble. Quant au silicate de soude qui a été aussi conseillé dans la goutte, il aurait, d'après Heyfelder, une action plutôt nuisible.

Le sel de soude à employer dans le traitement de la diathèse goutteuse est le bicarbonate, et c'est à lui que s'applique surtout ce que nous venons de dire de l'action des alcalins.

Nos recherches nous ont montré que, si le bicarbonate de soude diminue la formation de l'acide urique, il en facilite aussi l'élimination et par conséquent commence d'abord par en augmenter passagèrement l'excrétion.

L'étude de son action sur les bases de l'urine permet de s'expliquer cette augmentation initiale. Les proportions de potasse, de chaux, de magnésie, ne sont pas influencées par l'administration du bicarbonate de soude, mais la proportion de soude contenue dans l'urine est toujours fortement augmentée.

C'est à cette augmentation de la soude excrétée qu'est due la cause première de l'élimination urique. La soude ingérée se combine avec l'acide urique qui existe dans le sang des goutteux à l'état d'acide biurique. Elle forme ainsi de l'urate neutre de soude plus diffusible que l'urate acide; de là son élimination plus complète par les reins.

Ainsi s'explique un des modes d'action favorable du bicarbonate de soude dans la goutte. Il prévient les attaques en faisant baisser la quantité d'acide urique contenue dans le sang. Il les prévient encore par son autre mode d'action, action de régulation, de modération sur les phénomènes de dissociation azotée, en diminuant la formation de l'acide urique dans les tissus et en empêchant par suite une nouvelle accumulation de cette substance dans le sang.

C'est à ce double titre que le bicarbonate de soude nous paraît mériter la préférence parmi les alcalins dans le traitement de la diathèse goutteuse.

X. — La lithine.

La lithine ou oxyde de lithium est une substance blanche, cristallisée, d'une saveur caustique, offrant comme la potasse et la soude une réaction alcaline très prononcée. A poids égal elle sature une plus grande quantité d'acide que ces deux bases.

C'est Lipowitz qui indiqua le premier les propriétés dissolvantes des sels de lithine sur les concrétions uratiques. D'après cet auteur, l'affinité de l'acide urique pour la lithine est telle que, lorsque le minéral appelé lépidolithe, préalablement réduit en poudre, est soumis à l'ébullition en présence de l'acide urique, il se forme de l'urate de lithine, l'acide urique déplaçant l'acide silicique. L'urate de lithine est le plus soluble des urates.

Ce sont là des propriétés qui signalaient la lithine à l'attention des thérapeutistes. Aussi, dès 1843, Ure proposait de les mettre à profit en injectant une solution de carbonate de lithine dans la vessie comme moyen de dissoudre les calculs. Mais c'est Garrod qui a introduit les sels de lithine en 1858 dans la thérapeutique de la goutte.

Pour démontrer l'action de la lithine sur l'acide urique et en même temps sa supériorité sur les sels de potasse et de soude, Garrod fait l'expérience suivante. Des solutions de sels de potasse, de soude et de lithine étant préparées avec $0^{gr},06$ de chaque sel et 30 grammes d'eau, on place dans ces solutions des petits fragments de cartilage infiltré d'urate de soude et on les y laisse pendant quarante-huit heures. Au bout de ce temps, le cartilage soumis à l'action de la solution de lithine est complètement débarrassé de ses incrustations uratiques; celui qu'on a placé dans la solution de potasse présente beaucoup moins d'urate de soude, tandis que celui qui a été mis en contact avec la solution de carbonate de soude n'a éprouvé aucun changement.

On est donc en droit de conclure que le carbonate de lithine, introduit dans l'organisme et arrivé au contact de l'urate de soude qui infiltre les cartilages goutteux, transforme ce sel en urate de lithine plus soluble et par suite plus facile à résorber.

En dehors de cette action dissolvante sur les dépôts uratiques, Garrod ne paraît pas avoir recherché l'influence de la lithine sur l'excrétion de l'acide urique; comme modifications de l'urine, il signale seulement deux choses : une action diurétique et une action alcalinisante. « Chez certains malades, dit-il, le carbonate de lithine augmente la sécrétion urinaire d'une manière incommode. J'ai observé plusieurs cas dans lesquels une seule bouteille d'eau lithinée, prise au moment où le malade se couchait, obligeait celui-ci à rester debout toute la nuit. » D'après le même auteur, $0^{gr},30$ de carbonate de lithine dissous dans de l'eau gazeuse suffiraient pour rendre l'urine très alcaline.

Il est intéressant cependant de savoir l'action de la lithine sur les principes de l'urine et en particulier sur l'acide urique. L'opinion la plus généralement admise est que cette base agit sur l'acide urique formé et non sur la formation de l'acide urique. Toutefois, Bosse a vu chez un homme de 30 ans la moyenne de l'acide urique tomber de $0^{gr},418$ à $0^{gr},355$ sous l'influence de l'acétate de lithine. Il est vrai que chez deux goutteux il n'a constaté aucune modification dans l'élimination de l'acide urique.

Nos recherches personnelles nous conduisent à admettre que le carbonate de lithine, donné à la dose de 1 à 2 grammes par jour, diminue d'une manière notable la quantité d'acide urique. Nous l'avons vu tomber de 1 gramme à $0^{gr},52$ au bout de six jours, pour remonter à $1^{gr},04$ après suppression du médicament. Dans un autre cas, de $0^{gr},84$ la quantité d'acide urique est descendue en vingt-quatre heures, sous l'action de 2 grammes de carbonate de lithine, à $0^{gr},418$, et au bout de six jours à 0gr,352; elle est remontée à 0gr,60 après suppression de la lithine.

Nous avons noté la même diminution pour l'urée et l'acide phosphorique et aussi pour les bases de l'urine.

Mais pour ce qui est de l'action diurétique et alcalinisante, les résultats que nous avons obtenus ne sont pas aussi marqués que ceux de Garrod. La quantité des urines, régulièrement relevée, n'a pas été modifiée. Nous avons aussi observé une diminution de l'acidité de l'urine, mais non son alcalinisation.

Nous rappellerons les conclusions que nous avons tirées de nos analyses :

1° D'une manière générale, l'effet du carbonate de lithine est de diminuer la proportion des principes contenus dans l'urine ;

2° L'effet diurétique et alcalinisant signalé par Garrod n'est pas constant ;

3° Le taux de l'acide urique, de l'urée et de l'acide phosphorique est constamment abaissé;

4° Il y a de même diminution de la proportion des bases de l'urine; l'effet est très net pour la chaux et la magnésie, il l'est moins pour la potasse et la soude.

Quoi qu'il en soit de l'action de la lithine sur l'urine, ce sont surtout ses propriétés dissolvantes qui ont conduit Garrod à en préconiser l'usage. Quand les malades rendent des graviers ou du sable d'acide urique, le carbonate de lithine à la dose de 0gr,06 à 0gr,30, donné à deux ou trois reprises par jour, diminue, d'après lui, et arrête même complètement l'excrétion des graviers. Dans la goutte aiguë, il ne regarde la lithine que comme un adjuvant du colchique. C'est surtout dans la goutte chronique qu'il en vante l'utilité, soit pour prévenir les accès, soit pour faire disparaître les reliquats de la maladie ; il la prescrit aussi comme moyen prophylactique.

Garrod recommande d'administrer les sels de lithine étendus dans une grande quantité d'eau ordinaire ou même d'eau gazeuse ; c'est ce qu'il appelle l'eau lithinée. Il associe parfois le carbonate de lithine au carbonate ou au citrate de potasse.

Le carbonate et le citrate étaient les deux sels de lithine employés par le médecin anglais. Le benzoate de lithine est encore une bonne préparation. On a aussi conseillé le bromure de lithium (LÉVY) à la dose de 0^{gr},50 et l'iodure de lithium (POUZET).

Pour nous, nous sommes loin d'avoir obtenu de la lithine des résultats aussi satisfaisants que Garrod. Le benzoate de lithine est un bon moyen d'éclaircir les urines chargées de dépôts uratiques. Mais ni le benzoate, ni le carbonate ne nous ont jamais rien donné dans l'attaque de goutte aiguë, et nous doutons fort que la lithine possède sur les dépôts articulaires l'action dissolvante qu'elle exerce *in vitro* sur les cartilages incrustés d'urate. D'une manière générale, l'action de la lithine contre la diathèse goutteuse ne nous paraît pas supérieure à celle des autres alcalins, si même elle égale celle des sels de soude et de potasse.

XI. — Prétendus spécifiques.

Aucune maladie n'a plus exercé que la goutte l'imagination inépuisable des thérapeutes, qui de tout temps s'est donné librement carrière à ce sujet. Déjà, il y a deux mille ans, Lucien, dans sa *Tragopodagra*, se moquait de la fécondité impuissante des médecins. « Dans tous les temps, dit-il, les hommes ont travaillé à se dérober aux traits de ma colère (c'est la goutte qui parle). Encore aujourd'hui ils n'oublient rien pour cela. Il n'est sorte de moyens qu'ils ne mettent en usage. Les uns se servent de feuilles de plantain, de laitues, de pourpier sauvage, les autres de marrube; d'autres d'orties, d'autres de grande consoude. Ils emploient la lentille d'eau, le panais, les feuilles de pêcher, la jusquiame, les écorces de grenade, l'herbe aux puces, la racine d'ellébore, les feuilles de choux, le fenugrec, la noix de cyprès, la farine d'orge, celle de fèves. Ils ont recours aux os, aux nerfs, à la peau, à la graisse, au sang, à la moelle, au lait, et même aux excréments des animaux. Quel métal, quel suc d'herbe, quelle gomme, quelle résine, ne mettent-ils pas en usage? Les uns prennent les médicaments au nombre de quatre; les autres au nombre de huit; la plupart au nombre de sept. Les uns se purgent avec de l'hiera-picra; les autres cherchent un remède dans les nids d'hirondelles; d'autres ont recours aux enchantements et se laissent tromper par des imposteurs. Tous ces gens-là sont des insensés, qui ne font qu'irriter ma colère; aussi je les traite sans miséricorde. Mais pour ceux qui n'entreprennent rien contre moi, j'en use avec bonté et avec indulgence à leur égard. »

On voit que le précepte « patience et flanelle » ne date pas de Cullen, et que déjà, au temps de la Rome des Césars, il comptait des partisans.

Mais la tirade de Lucien n'a pas empêché les chercheurs de remèdes de continuer leurs combinaisons pharmaceutiques, et Sydenham lui-même, qui se refusait à traiter la goutte, ne manque pas de conseiller aux goutteux comme moyen préventif un de ces électuaires compliqués, dont les anciens médecins avaient le secret et dont la formule rappelle trait pour trait l'énumération satirique de Lucien.

Nous n'essayerons même pas de dire toutes les recettes, toutes les poudres, tous les vins et tous les élixirs qui ont été vantés contre la goutte. La plupart, d'ailleurs, n'ont qu'un intérêt historique.

Une de ces préparations les plus célèbres en Angleterre, au siècle dernier, était la poudre de Portland, poudre composée à parties égales de cinq substances : aristoloche, gentiane, germandrée, pin sauvage, sommets et feuilles de petite centaurée. Elle se prescrivait de la manière suivante : 4 grammes à prendre à jeun le matin pendant trois mois consécutifs ; puis 3 grammes pendant trois autres mois, et enfin 2 grammes pendant le reste de l'année. On devait continuer la dose de 2 grammes pendant toute l'année suivante, après quoi la guérison, pensait-on, devait être complète.

Cullen et Cadogan n'hésitent pas à attribuer à l'usage de cette poudre les accidents les plus graves. « Chaque fois, dit Cullen, que j'ai vu faire usage de ce médicament pendant le temps prescrit, ceux qui y ont eu recours ont été en effet délivrés entièrement de l'affection inflammatoire des articulations, mais ils ont ressenti bientôt les symptômes de la goutte atonique, et tous, immédiatement après avoir cessé le traitement, ont été attaqués d'apoplexie, d'asthme ou d'hydropisie mortelle. »

Il est peut-être exagéré de rendre la gentiane et la germandrée responsables de pareils méfaits, qui sont la conséquence de l'évolution même de la goutte abandonnée à elle-même.

Quoi qu'il en soit, la poudre de Portland a perdu peu à peu de son crédit; mais elle a été remplacée de nos jours par la poudre de Pistoia, qui se prescrit à peu près de la même façon. La composition de cette nouvelle poudre est tenue secrète. Cependant M. Chastaing, à la Société de pharmacie, a dit en avoir déterminé la formule qui, d'après lui, serait la suivante : bulbes de colchique 20 0/0, racine de bryone 10 0/0, gentiane 10 0/0, fleurs de camomille 10 0/0, bétoine 50 0/0.

Si cette formule est exacte, la présence du colchique rendrait la poudre de Pistoia beaucoup moins inoffensive que la poudre de Portland. Car il ne faut pas oublier que cette poudre doit être prise régulièrement d'une manière continue pendant un an ou deux. Et l'on ne peut croire qu'un usage aussi prolongé du colchique puisse être sans inconvénient.

Le café vert et les feuilles de frêne ont aussi passé pour remèdes spécifiques de la goutte. Zimmermann, Feste, Petit ont préconisé l'infusion de café contre l'attaque aiguë de goutte. On a aussi conseillé la macération de café vert, ou la décoction.

La vogue des feuilles de frêne date de 1852. Pouzet et Peyraud conclurent de leurs observations à une véritable action spécifique. Ils donnaient le médicament à la dose de 1 gramme de feuilles pour 100 de véhicule; d'après leurs expériences, l'infusion prise pendant l'accès diminuait et faisait disparaître en six ou cinq jours tous les symptômes articulaires. Prise dans l'intervalle des attaques, chaque mois pendant une semaine, elle retardait parfois indéfiniment le retour de la goutte.

Garrod n'a rien obtenu de ce prétendu spécifique pendant l'attaque aiguë. Toutefois, le même auteur dit que, dans plusieurs cas de goutte chronique, les résultats ont été plus satisfaisants. Il administre le médicament de la façon suivante. On fait bouillir pendant dix à quinze minutes une once de feuilles de frêne dans deux pintes d'eau ; la décoction est donnée dans la journée à doses fractionnées, une heure environ avant le repas. Son goût n'est pas désagréable ; elle a un certain degré d'amertume ; elle paraît augmenter l'appétit et améliorer l'état des fonctions digestives.

Les feuilles de frêne paraissent donc agir surtout comme stomachiques. Peut-être en relevant les fonctions gastriques, en excitant l'appétit, peuvent-elles avoir une certaine action indirecte dans la goutte chronique. Seulement, déclare Garrod, on rencontre peu de malades qui aient la patience de suivre le traitement pendant un laps de temps suffisamment long.

Deux autres substances données comme possédant une action spécifique sur la goutte méritent encore une mention, c'est l'aconit et le vératrum album.

Van Swieten, Schenckbucher, Quarin ont cité des observations de goutte aiguë ou subaiguë guérie par l'extrait d'aconit à doses assez élevées, de un jusqu'à 3 et 4 grains toutes les trois ou quatre heures. D'après Barthez, l'aconit aurait une action spécifique sur les douleurs goutteuses les plus rebelles, qu'il dissiperait sans produire ni sueur, ni aucune évacuation critique, ce qui, pour lui, est la preuve même de cette action spécifique contre la goutte. Murray a même prétendu que l'aconit longtemps continué peut amener la disparition et la résorption des tophus goutteux.

Les auteurs modernes sont plus réservés. Garrod se contente de dire que la valeur de cette substance dans le traitement de la goutte est loin d'être établie. Scudamore est aussi bref. « D'après quelques expériences faites sur ce médicament, dit-il, je ne suis pas disposé à lui accorder de confiance. »

Nous ne croyons pas que l'aconit ait la moindre action sur la goutte articulaire. Il faut le réserver pour le traitement des névralgies goutteuses, où il peut produire de bons effets comme dans d'autres névralgies.

Quant à l'ellébore blanc, c'est sa parenté avec le colchique d'automne qui lui a valu sa réputation usurpée. Pelletier et Caventou avaient même cru que le principe actif du colchique est le même que celui de l'ellébore, c'est-à-dire la vératrine, erreur aujourd'hui démontrée.

Au reste, non seulement le vératrum album n'a aucune action sur la goutte, mais sous forme de teinture ou sous forme de vin, il détermine des symptômes très pénibles, une faiblesse nerveuse générale, une irritation vive de l'estomac. C'est une substance à bannir du traitement de la goutte.

Il en est de même de son alcaloïde, la vératrine, qui peut être toxique à la dose de quelques milligrammes, et dont Garrod déclare n'avoir jamais observé le moindre effet calmant sur les symptômes de la goutte.

Enfin, dans ces derniers temps, Ebstein, Meisel, Biesenthal ont voulu introduire dans la thérapeutique de la goutte un nouveau médicament, la pipérazine. D'après Ebstein, la pipérazine mériterait la préférence sur tous les dissolvants connus de l'acide urique. Elle formerait avec cet acide des urates neutres dont la solubilité serait sept fois plus grande que celle de l'urate de lithine; 2 à 3 grammes de pipérazine à l'intérieur feraient baisser des deux tiers la quantité d'acide urique éliminée par les urines.

D'après les expériences de Meisel, la pipérazine empêcherait la formation des dépôts uratiques chez les oiseaux et dissoudrait les dépôts déjà formés. Le chromate neutre de potasse en injection sous-cutanée détermine chez les oiseaux la formation de concrétions d'urates, particulièrement dans les articulations. Meisel a donc fait chez le pigeon des injections quotidiennes de 1 centigramme de chromate de potasse, en même temps qu'il faisait ingérer à l'animal $0^{gr},20$ de pipérazine. A l'autopsie du pigeon, on n'a trouvé de dépôts uratiques ni dans les jointures, ni ailleurs, tandis que chez un animal témoin soumis aux mêmes injections, mais sans administration de pipérazine, les tubes droits du rein étaient obstrués par les urates.

Cette expérience paraîtra peu concluante à un esprit impartial; car, en fait, aucun des deux pigeons, pas plus le pigeon témoin que le pigeon pipéraziné, n'a présenté de dépôts uratiques dans les articulations.

Au reste, l'action dissolvante de la pipérazine a été contestée par Mendelsohn qui lui préfère l'uricédine, produit rival constitué synthétiquement à l'aide du citrate de soude, du citrate de lithine et du sulfate de magnésie. A dose élevée, cette substance donnerait à l'urine rendue fortement alcaline des propriétés énergiquement dissolvantes à l'égard de l'acide urique. Nous ne voyons pas trop l'utilité de dissoudre l'acide urique dans l'urine des goutteux. Ce qui importe, c'est de neutraliser cet acide dans le sang ou d'empêcher sa formation dans les tissus.

Aussi n'y a-t-il pas grand cas à faire de ces prétendus

dissolvants des urates. Biesenthal a soutenu, il est vrai, que chez de nombreux malades il avait vu l'accès de goutte aiguë arrêté net par une solution de pipérazine à 1 0/0, mais il déclare en même temps avoir observé, sous l'influence de quelques doses du même médicament, « une merveilleuse atténuation de l'athérome aortique ». Et cette deuxième affirmation nous rend fort suspecte la véracité de la première.

Pour nous, nous avons essayé à plusieurs reprises la pipérazine sans le moindre succès. Peut-être pourrait-on l'administrer d'une manière continue dans la goutte chronique avec tophus ou dépôts uratiques, non contre la douleur même, mais comme dissolvant des incrustations d'urate. Mais il faudrait s'assurer d'abord que l'usage prolongé de la pipérazine est sans inconvénient, et déjà Rohrig a constaté de l'albuminurie sous l'influence de ce médicament.

III

En dehors des trois grands médicaments, colchique, salicylate de soude et alcalins, que nous venons d'étudier, on peut employer et on emploie couramment, dans la goutte, une foule d'autres moyens pharmaceutiques qui sont destinés à combattre, non la goutte elle-même, mais les symptômes variés et les nombreuses complications qui peuvent en être la conséquence.

Nous les passerons successivement en revue en les classant suivant leurs indications ordinaires.

XII. — **Médication évacuante.**

La question de l'emploi des purgatifs dans la goutte a été vivement controversée. Les uns les repoussent absolument, les autres, au contraire, en préconisent l'usage avec ardeur; d'autres les condamnent pendant l'accès aigu, mais les recommandent dans les cas de goutte chronique.

Sydenham est l'adversaire le plus résolu de toute

médication évacuante. « C'est une loi essentielle de la nature, dit-il, que l'humeur goutteuse doit être toujours expulsée aux articulations; or les émétiques et les purgatifs ne produisent autre chose que de la faire rentrer dans le sang, d'où elle se jettera peut-être sur quelque viscère; et ainsi le malade, qui était auparavant hors de tout péril, se trouvera en danger de la vie. »

Il n'admet les purgatifs ni au cours, ni à la fin de l'accès, ni dans l'intervalle des attaques.

Si on purge au fort de l'accès, on trouble la nature dans son effort pour éliminer la matière peccante. Si l'on purge à la fin de l'accès, non seulement on ne vient pas à bout d'évacuer les restes de la matière arthritique, mais, en mettant les humeurs en mouvement, on risque de provoquer une nouvelle attaque aussi cruelle que la précédente. Enfin, si on purge dans l'intervalle des accès, on risque moins que dans les deux premiers cas, mais, ajoute Sydenham, « la goutte ne cessera pas de revenir par les mêmes causes que nous avons indiquées plus haut et quand elle ne reviendrait pas d'abord elle ne sera pas guérie pour cela ».

Donc, rien de bon à attendre des purgatifs, d'après Sydenham; c'est aussi l'avis de Mead et de Boerhave, qui proscrivent les évacuants parce qu'ils troublent le système nerveux et qu'ils s'opposent au rejet de la matière morbifique.

Par contre, Morgagni en recommande l'emploi et mentionne l'observation de deux médecins qui se débarrassaient de leurs accès de goutte au moyen de purgatifs. Hoffmann est du même avis. Pour lui, on ne peut rien espérer si on ne commence par débarrasser les premières voies.

Sutton, dans son *Traité de la goutte*, préconise aussi les drastiques et insiste sur les avantages de ce traitement poursuivi avec activité. Scudamore n'est pas moins explicite. Évacuer les intestins des accumulations solides, exciter les sécrétions vasculaires et les évacuations qui s'ensuivent dans la totalité du canal intestinal, solliciter l'expulsion de la bile viciée et expulser les matières acides et le mucus malsain auxquels ont donné naissance les désordres d'une digestion mauvaise, tels sont les différents effets qu'on doit chercher à produire dans un traitement rationnel de la goutte.

Il conseille pour cela le calomel joint à la poudre antimoniale, l'extrait composé de coloquinte et un peu de savon; le remède doit être répété toutes les nuits ou toutes les deux nuits. Il administrait aussi dans la même intention une potion composée de magnésie, de sulfate de magnésie et d'extrait acétique de colchique.

Gairdner, qui compte parmi les partisans des purgatifs, repousse les sels neutres. Il préfère le séné, la rhubarbe, l'aloès, le jalap, la scammonée. Il admet cependant, dans certains cas, les sels à acides végétaux, parce qu'ils auraient l'avantage d'agir en même temps comme diurétiques.

Garrod n'est nullement opposé à l'emploi des évacuants. « Administrés avec modération, dit-il, les purgatifs sont d'une utilité incontestable dans bon nombre de cas de goutte aiguë et, en particulier, lorsqu'il existe de la constipation, des signes de rétention biliaire ou de congestion hépatique. »

Quand le foie est affecté, il donne, le soir, de petites doses d'une préparation mercurielle, calomel ou pilules bleues, auxquelles on peut associer la coloquinte. Le lendemain matin, le malade prend une dose de médecine noire. Chez d'autres, il conseille, tantôt l'extrait acétique de colchique ajouté aux pilules de coloquinte, tantôt les mercuriaux combinés aux préparations de colchique.

Barthez revient à l'opinion de Sydenham quand il s'agit de la goutte aiguë. D'après lui les purgatifs faibles, donnés pendant l'accès de goutte simple, régulière, même sur son déclin, peuvent rendre la goutte anormale ou la faire remonter; les purgatifs forts ont, naturellement, un effet analogue encore plus marqué.

Mais, dans les attaques de goutte irrégulièrement prolongées, les purgatifs employés avec modération lui semblent d'une certaine utilité, à condition que les sujets ne soient pas affaiblis par l'âge ou par quelque autre circonstance. Enfin, il pense que des purgatifs appropriés, tels que la rhubarbe ou la magnésie, peuvent être utiles, dans les intervalles des accès de goutte, pour éloigner le retour de ces accès.

Nous pensons qu'il ne faut pas s'effrayer de l'action des purgatifs dans le cours de l'attaque de goutte; mais il ne faut pas non plus compter sur ces remèdes pour modifier heureusement l'accès.

Si les symptômes d'embarras gastrique sont très accusés, si la bouche est mauvaise et amère, s'il existe des nausées, de la constipation, il ne faut pas reculer devant l'emploi d'un éméto-cathartique.

Si, d'autre part, le foie est tuméfié, douloureux, qu'on observe une teinte jaune de la face et des conjonctives, l'emploi des mercuriaux, du calomel à petites doses ou des pilules bleues est indiqué; la scammonée, l'eau-de-vie allemande pourront être aussi prescrites en pareil cas.

Ce qui est plus important, c'est, dans l'intervalle des accès, de maintenir la liberté du ventre et d'empêche r la constipation qui est la tendance habituelle des gout - teux. A cet effet, les laxatifs comme la rhubarbe, le soufre, la crème de tartre, le cascara-sagrada, sont les médicaments auxquels nous avons recours.

XIII. — Sudorifiques et diurétiques.

Sydenham condamne les sudorifiques au même titre que les purgatifs. « Le célèbre aphorisme d'Hippo- crate, déclare-t-il, où il est dit qu'on ne doit purger que les matières qui ont subi une coction suffisante et non pas celles qui sont .encore crues, est aussi vrai quand il s'agit de provoquer la sueur que quand il s'agit de purger. »

« Dans la goutte, ajoute-t-il, c'est moins l'office du médecin que l'ouvrage de la nature de procurer la sueur. »

La plupart des autres auteurs conseillent, au con- traire, l'emploi des diaphorétiques. Cheyne et Quarin prescrivaient les fleurs de soufre qui ont, en outre, l'avantage de maintenir le ventre libre. Prévotius recommande la décoction de gaïac; Werhlof, la décoc- tion de racines d'aristoloche; Huneelaver a vu la décoc- tion de racines de genévrier réussir dans les affections goutteuses froides et tenaces. Thonerus dit avoir guéri par l'usage de la décoction de bois de sassafras un cas de goutte vague articulaire qui tenait le malade au lit depuis quatre mois.

Barthez pense que les diaphorétiques sont nuisibles dans l'attaque de goutte régulière, où l'on a lieu de craindre, dit-il, qu'ils ne portent la goutte à l'intérieur du corps. Mais il les juge très indiqués dans les cas de goutte accompagnée « d'une acrimonie manifeste des humeurs », quand elle succède à la rentrée des dartres ou autres maladies de la peau. Il conseille dans ces cas le soufre et la décoction de racines et de bois sudorifiques, les racines de patience et de salsepareille. « Cependant, ajoute Barthez, il faut éviter avec soin que les sueurs ne soient pas trop excitées chez les goutteux dont la constitution est usée et qui sont sujets, dans leurs attaques de goutte prolongée, à de l'abattement des forces et à de la diarrhée. »

Garrod est partisan de l'emploi de l'acétate d'ammoniaque, dont il facilite l'action par l'ingestion d'une grande quantité de liquides.

L'emploi des sudorifiques nous semble, sinon dangereux, au moins inutile. Il est indispensable de maintenir le libre fonctionnement des sécrétions cutanées chez les goutteux à l'aide d'excitants externes, de frictions sèches, d'un exercice modéré; mais nous ne voyons pas la nécessité d'exagérer la production de la sueur par des médicaments qui doivent avoir pour conséquence forcée une diminution toujours défavorable de la sécrétion urinaire.

La voie rénale est en effet la voie naturelle pour l'excrétion de la matière goutteuse, comme disaient les anciens. A ce titre, les diurétiques nous paraissent bien mieux indiqués que les sudorifiques.

Autrefois, on employait surtout la décoction de bourgeons de sapins, de tiges de douce-amère, de racines de bardane, etc. Galien ordonnait aux goutteux la décoction de racines de persil dans le vin. Aujourd'hui, on a plutôt recours aux sels de potasse, acétate, tartrate, citrate, azotate, bicarbonate, administrés à petites doses.

On peut y ajouter le lait, dont l'utilité dans la goutte a été diversement appréciée par les auteurs. Déjà Pline et Celse le recommandaient dans les maladies articulaires. Hoffmann déclare que le lait d'ânesse est le spécifique de la goutte.

Mais ici encore il faut citer Sydenham; car nul n'a mieux indiqué en même temps les avantages et les inconvénients de la diète lactée chez les goutteux. « Depuis vingt ans, dit Sydenham, on s'est mis dans l'usage de prescrire le lait aux goutteux pour toute nourriture, en y ajoutant seulement une fois le jour un peu de pain. Le lait se prend cru ou cuit. Ce régime a mieux fait que tout le reste à la plupart d'entre eux, tant qu'ils s'y sont tenus régulièrement; mais dès qu'ils s'en sont écartés le moins du monde pour retourner aux aliments ordinaires, quelque légers et salutaires qu'ils fussent d'ailleurs, la goutte est revenue avec plus de fureur que jamais; car le tempérament ayant été affaibli par la diète lactée, il se trouve encore moins en état qu'auparavant de résister à la maladie, qui en est devenue plus longue, plus violente et plus dangereuse. L'avantage passager que retirent du lait ceux qui s'en accommodent, vient de ce qu'il adoucit le sang et en tempère l'âcreté, et surtout de ce qu'étant une nourriture très légère, il empêche le bouillonnement des humeurs que produit l'accès de goutte. Mais d'un autre côté, le lait ne convient pas à tout le monde ; et pour ce qui est de ceux à qui il convient, il ne les exempte de la goutte que durant le temps qu'ils en usent pour toute nourriture, et non au delà. Car, comme il ne remédie pas à la cause antécédente et primordiale de la maladie, qui est la faiblesse de digestion, et qu'il l'augmente au contraire, il devient plus nuisible à cet égard qu'il n'est utile par sa qualité d'adoucir l'âcreté des humeurs. »

Werhlof repousse aussi la diète lactée, quand la goutte est régulière et qu'on jouit d'une bonne santé dans l'intervalle des accès. Mais cette diète, d'après lui, peut être salutaire quand les accès sont irréguliers et très prolongés. Zimmermann croit que le lait est contre-indiqué chez les goutteux qui ont de la tendance à un état spasmodique ou languissant de l'estomac.

Barthez n'est pas non plus très favorable à la diète lactée. Pour lui, la plus commune des contre-indications est une altération des forces ou des fonctions de l'estomac, analogue à celle qu'on observe chez les hypocondriaques. Dans ce cas, le lait, étant mal digéré, fatigue et affaiblit les organes digestifs où il cause des distensions flatueuses. D'après le même auteur, ce régime, chez beaucoup de goutteux, empêcherait le développement des attaques régulières de goutte et produirait fréquemment des déterminations viscérales.

Garrod semble peu enthousiaste de l'emploi du lait dans la goutte. Voici d'ailleurs tout ce qu'il en dit : « Le régime lacté a rendu de grands services dans plusieurs cas, surtout chez des individus jeunes et forts ; chez d'autres, au contraire, il a complètement échoué, et chez les vieillards il pourrait être nuisible. »

Nous aurons à revenir plus loin, à propos du régime des goutteux, sur l'utilité du lait. Disons, dès à présent, que la goutte ne saurait contre-indiquer l'emploi du lait comme médicament diurétique, quand les indications de cette médication sont nettement posées, et que nous n'hésitons pas à le prescrire comme tel aux goutteux cardiaques, albuminuriques ou atteints de congestion hépatique. Mais la diète lactée ne peut pas être préconisée comme alimentation exclusive des goutteux à aucun moment de la maladie, ni regardée comme un mode de traitement de la goutte.

XIV. — Les calmants et l'opium.

Le colchique, nous l'avons dit, est le véritable calmant de l'accès de goutte. Mais l'action du colchique n'étant pas immédiate, il peut se présenter des cas où l'acuité des souffrances, l'agitation nerveuse excessive, l'insomnie, réclament l'emploi de moyens adjuvants. Les préparations opiacées, la belladone, la jusquiame, le chloral, le bromure de potassium, l'antipyrine, trouvent en pareil cas leur indication.

Est-il permis d'en user sans crainte et sans inconvénient ?

Aucune objection ne s'élève contre l'emploi de la belladone et de la jusquiame. Le chloral est très utile et procure souvent un calme des plus rapides (Moleschott). Nous le prescrivons volontiers comme calmant à la dose de 3 à 4 grammes. Le bromure de potassium donne aussi de bons effets dans les cas d'agitation incessante, empêchant tout sommeil. L'antipyrine ne présente pas d'inconvénients et, à la dose de 3 à 4 grammes par jour, elle modère l'intensité des douleurs.

Mais c'est sur l'emploi des véritables narcotiques, les préparations opiacées et en particulier la morphine, que portent les discussions. De tout temps, l'emploi de l'opium dans la goutte a été généralement désapprouvé, depuis Alexandre de Tralles, qui le condamne formellement, jusqu'à Sydenham, qui ne permet une dose de son laudanum que lorsque la douleur est devenue intolérable.

« Les narcotiques, dit Cullen, diminuent sûrement les douleurs, mais quand on les donne au commencement du paroxysme, ils les font revenir avec plus de violence. » Garrod est du même avis ; à moins que les douleurs ne soient excessives, ou qu'il n'y ait lieu de craindre quelque complication du côté du système nerveux, il rejette l'emploi des opiacés et recourt de préférence à d'autres moyens.

Mais d'autres auteurs n'hésitent pas à recommander les opiacés, Cheyne, Wurner, Barthez et surtout Scudamore. Celui-ci vante surtout les gouttes noires ; quant à la quantité, elle doit être, d'après lui, proportionnée à l'intensité de la douleur et il fait à ce propos cette remarque essentiellement juste, que la douleur modifie d'une manière si puissante l'influence de l'opium sur le système nerveux, qu'il peut être administré aux doses les plus hardies sans le moindre inconvénient, quand la douleur est extrême. Scudamore conseille aussi les poudres de Dower et de James.

Il faut néanmoins, dit-on généralement, tenir compte du fait signalé par Todd, c'est-à-dire de l'intolérance pour l'opium des sujets atteints de lésions profondes des reins, lésions si communes chez les goutteux. L'existence du petit rein contracté serait une contre-indication à l'emploi des préparations opiacées; même à doses très faibles, elles peuvent avoir des résultats inattendus et amener des accidents comateux inquiétants.

Depuis des années que nous employons la morphine chez les albuminuriques, nous n'avons jamais, même chez des individus atteints d'atrophie rénale à la période ultime, observé d'accidents de ce genre. Mais en admettant la restriction de Todd, qui ne s'applique d'ailleurs qu'à la goutte déjà ancienne, bien qu'à notre avis il n'y ait pas lieu de s'en préoccuper outre mesure, nous ne voyons aucune raison valable chez un goutteux jeune, non albuminurique, de laisser le malade livré aux tortures d'une douleur que nous ne saurions considérer, avec Sydenham, « comme le remède désagréable de la nature et une sécurité pour la vie ». S'il existe surtout en même temps une agitation nerveuse générale, de l'insomnie, si les remèdes ordinaires ne suffisent pas, nous n'hésitons pas à faire une injection sous-cutanée de chlorhydrate de morphine, qui calmera l'excitation nerveuse et les phénomènes douloureux ; nous n'avons jamais vu la moindre perturbation dans le processus goutteux proprement dit résulter de cette pratique.

XV. — Médication topique.

La médecine des anciens n'était pas moins prodigue de remèdes externes que de médicaments internes contre les douleurs et les déformations de la goutte.

On trouvera dans la *Médecine pratique* de Rivière une longue liste de ces différents topiques, émollients et calmants.

De tout temps, pourtant, on a connu et signalé les dangers des applications locales dans le traitement de la goutte articulaire, et si Pline cite le cas d'un goutteux qui guérissait son accès en plongeant ses jambes jusqu'au-dessus des genoux dans un tas de blé, il rapporte aussi l'histoire d'Agrippa, lequel, étant cruellement tourmenté de la goutte aux pieds, perdit tout sentiment et tout mouvement des extrémités inférieures en mettant ses jambes dans du vinaigre chaud au plus fort de l'accès.

On peut diviser en quatre groupes les moyens locaux préconisés contre la goutte aiguë : *topiques émollients et calmants, topiques irritants, topiques froids, topiques chauds*, en y ajoutant un cinquième groupe pour les topiques employés contre la goutte chronique.

1° *Topiques calmants.* — Le cataplasme tient le premier rang parmi les applications émollientes. Sydenham employait un cataplasme fait de pain blanc et de safran bouilli dans du lait auquel on ajoutait une petite quantité d'huile de roses. Barthez conseille la pulpe de raves cuites appliquée toute chaude, ou un cataplasme préparé avec les feuilles de jusquiame, la graine de lin et du lait.

D'après Amatus Lusitanus, le meilleur topique calmant est le lait sortant de la mamelle d'une chèvre et qu'on fait couler au-dessus de l'articulation douloureuse. Barthez recommande encore d'appliquer sur la partie souffrante une vessie à demi pleine de lait tiède auquel on aura ajouté une dose convenable de laudanum liquide.

Le cataplasme, aussi bien que les divers liniments calmants à la belladone, à l'atropine, au chloroforme, etc., sont parfaitement inoffensifs, au point de vue des accidents métastatiques que certains redoutent de leur emploi. Mais il ne faut pas en abuser, et tous les auteurs ont indiqué que l'usage trop prolongé des émollients est ordinairement suivi de la raideur des jointures, qu'il y laisse un état de faiblesse et de sensibilité parfois permanent. Baglivi les rend même responsables de la formation des tophus et les accuse d'en favoriser le développement.

Les applications opiacées ne seraient pas aussi innocentes que les autres liniments calmants, si l'on en juge par le fait que rapporte Barthez. Un de ses amis, souffrant cruellement de la goutte, appliqua sur le pied affecté de la thériaque qui calma sur-le-champ la douleur, mais deux heures après, le malade fut pris d'une suffocation avec perte de connaissance, des suites de laquelle il aurait péri, dit Barthez, si l'on n'eût rappelé la goutte aux extrémités par des moyens convenables; Nous devons dire que nous restons très sceptique au sujet de l'interprétation et de la filiation de ces accidents dits métastatiques, que les anciens observaient si souvent et que nous n'avons jamais pu constater par nous-mème.

2º *Topiques irritants.* — Les deux principaux sont le moxa et le vésicatoire. Hippocrate faisait brûler du lin cru sur les points douloureux. Les Chinois, d'après Kempfer, font de même brûler un moxa fait avec une espèce d'armoise, à la surface des parties affectées de douleur goutteuse. Cette pratique du moxa a été fort recommandée par W. Temple contre les douleurs de la goutte ou de la sciatique.

C'est une pratique abandonnée, et le vésicatoire est beaucoup plus usité. Todd et Garrod sont d'accord pour le recommander de petites dimensions, ne dépassant pas le diamètre d'une pièce de cinq francs par exemple. Todd emploie les vésicatoires dans les accès de goutte aiguë avec inflammation vive. Garrod dit qu'ils sont surtout utiles dans la goutte asthénique quand l'inflammation tend à se fixer sur les jointures, et à y produire des épanchements. Il les repousse absolument dans la goutte ancienne, surtout quand il existe des dépôts tophacés volumineux.

Les vésicatoires ne nous ont jamais paru donner que de mauvais résultats dans la goutte aiguë. Ils ne diminuent ni la douleur ni la durée de l'accès. Ils provoquent parfois une suppuration très difficile à tarir. Nous n'y avons recours que lorsque la fluxion articulaire s'accompagne d'une hydarthrose considérable, comme cela s'observe assez souvent aux genoux.

Les badigeonnages de teinture d'iode que recommandent quelques-uns ne produisent pas de meilleurs effets dans l'accès aigu. Ils ne calment nullement l'intensité de la fluxion goutteuse et ils nous ont paru plutôt augmenter la douleur que la diminuer;

3° *Topiques froids.* — Les applications froides comptent un certain nombre de partisans, parmi lesquels on peut ranger Hippocrate et Galien, qui s'accordent à dire que l'eau froide versée abondamment sur les tumeurs goutteuses des articulations y soulage la douleur en y produisant un engourdissement modéré.

Martianus prétend de même que les topiques froids, en fortifiant la partie affectée, aident la coction et l'expulsion de l'humeur goutteuse, qu'en retenant ce que cette humeur a de plus fluide et l'empêchant de la dissiper ils préviennent la formation des tophus.

Pechlin rapporte qu'un goutteux se délivra de ses douleurs en frottant ses pieds avec de la neige et en marchant ensuite dans la neige. Musgrave a vu aussi que l'immersion des pieds dans l'eau froide, quoique très souvent pernicieuse dans l'attaque de goutte, a eu chez plusieurs personnes l'effet de la dissiper très promptement.

Enfin Loubet a éprouvé sur lui-même les bons effets de l'eau froide. Dans une attaque de goutte, en proie à de grandes souffrances, il se détermina à mettre les pieds et les jambes dans l'eau froide où il les laissa jusqu'à ce que l'eau fût dégourdie.

Après s'être fait essuyer, il se mit au lit et s'endormit profondément. S'étant réveillé avec une transpiration abondante qui dura plus de quinze heures, il se trouva guéri et marcha le lendemain sans éprouver la moindre douleur.

Malgré ces quelques faits favorables, nous croyons qu'on ne devra guère être tenté de recourir à l'emploi des topiques froids et qu'on imitera sagement la prudence de Loubet qui, en dépit de l'heureux résultat constaté sur lui-même, n'osa jamais plus employer ce moyen dans d'autres occasions.

L'appréciation suivante de Scudamore doit être tenue pour exacte et jugeant sainement la question. « En vérité, dit-il, d'après tout ce que j'ai pu acquérir de la pratique d'appliquer l'eau froide, le soulagement n'est jamais si certain que le danger, et je puis énumérer beaucoup de cas où les malades ont été alarmés à temps par un spasme subit à l'estomac et au diaphragme;

et des exemples attestés de danger peuvent être rapportés en grand nombre. Quelques morts subites ont été aussi certainement la conséquence de ces applications. La sensation immédiate de soulagement est souvent suivie d'engourdissement, d'une augmentation de gonflement et de malaises plus persistants dans les parties musculaires et tendineuses. »

4º *Topiques chauds.* — La chaleur compte plus de partisans que le froid. On l'a utilisée sous forme de pédiluves, de bains de vapeur, de fomentations, d'enveloppement dans la ouate ou la laine.

Les bains de pied dans l'eau tiède ou médiocrement chaude peuvent être fort utiles, d'après Barthez, dans les violentes douleurs de la goutte ; Tissot recommande aussi ce moyen. Mais Scudamore déclare que les pédiluves chaudes sont inadmissibles lorsqu'il existe des phénomènes inflammatoires. Il cite le cas d'une dame qui, la quatrième nuit du paroxysme, prit un bain de pieds chaud ; l'un des pieds fut très enflammé et très enflé au bout de dix minutes d'immersion et presque aussitôt la goutte quitta le pied pour se porter dans la même nuit sur les genoux, les coudes et les poignets ; dans le cours de cet accès qui fut d'une longueur inusitée, la goutte ne revint plus au pied. Scudamore conseille, si l'on veut entretenir la propreté et la douceur des parties affectées, de préférence à l'immersion dans l'eau chaude l'usage répété d'une éponge imbibée d'eau tiède.

Les bains locaux de vapeur d'eau chaude qu'on retient sous une couverture suspendue au-dessus des jointures atteintes, sont recommandés par Barthez, Barry, etc. Ces bains de vapeur sont suivis d'une transpiration locale abondante et d'une augmentation de gonflement des parties douloureuses, ce qui modère la douleur. Percy conseille de préparer le bain avec une décoction de fleurs de foin à laquelle on ajoute du soufre.

Les bains de vapeur proprement dits, tels qu'on les obtient en échauffant l'air au moyen de la combustion de l'alcool, donnent lieu aussi à une transpiration abondante et peuvent être utiles dans quelques cas.

Trousseau conseille les fumigations de tabac, non il est vrai pendant les accès, mais dans l'intervalle des attaques pour en prévenir le retour. Tous les huit jours, à partir du moment où l'accès est passé, le malade expose les articulations qui ont été prises à la fumée de feuilles de tabac brûlées sur un réchaud. La chaleur doit être vive; cette fumée est reçue dans de gros bas ou dans des couvertures de laine dont on enveloppe les membres affectés.

Enfin, la plupart des auteurs se contentent pendant l'accès de maintenir les jointures enflammées enveloppées dans de la ouate ou de la flanelle recouverte d'une toile cirée ou de taffetas gommé. C'est la seule application admise par Cullen. « Il n'est, dit-il, aucune application externe faite sur les parties affectées pendant le paroxysme qui soit entièrement exempte de danger, et la pratique commune de recommander uniquement au malade la patience et l'usage de la flanelle est très bien fondée. »

Toutefois Scudamore aurait retiré de bons effets du moyen suivant qu'il a employé avec succès dans plus de cent trente cas de goutte. Il se sert d'un mélange composé d'une partie d'alcool et de trois parties de mixture camphrée, et additionné d'une suffisante quantité d'eau chaude pour obtenir la tiédeur convenable. Ce mélange est appliqué sur les jointures au moyen de compresses en six ou huit doubles, maintenues constamment humides. Dans aucun cas l'usage de cette lotion ne paraît avoir eu de tendance à produire la rétrocession ;

5° *Topiques résolutifs.* — Innombrables sont les topiques vantés contre la goutte articulaire chronique et en particulier contre les tophus. Nous nous bornerons à en indiquer quelques-uns qui sont parfois aussi extraordinaires qu'inutiles.

Van Swieten faisait des onctions avec l'huile de térébenthine ; Fournier et Laugier ont conseillé diverses applications dont la base est le sel de tartre dissous dans un véhicule approprié. D'autres préfèrent des fomentations, avec une dissolution de carbonate de soude ; ceux-ci emploient l'acide phosphorique dilué dans l'eau ; ceux-là le baume de soufre antimonié d'Hoffmann.

Quarin se servait des cataplasmes de savon cuit auquel on ajoutait du camphre, Liger de savon combiné avec le beurre de cacao mis en pâte, qu'on peut adapter aux bas et aux gants. Galien conseillait l'usage de la poudre d'écailles d'huîtres calcinées, ou l'application de fromage devenu âcre et fétide qu'il regardait comme spécifique pour dissoudre les tophus, etc.

Scudamore, se fondant sur la solubilité de l'acide urique dans une solution de potasse, préconise un mélange de parties égales de cette solution potassique et de lait d'amandes récemment préparé, dont on frictionne la partie malade deux à trois fois par jour. Il dit que dans trois cas de tophus récents, les concrétions, qui étaient visibles à travers la peau, ne tardèrent pas sous l'influence de cette médication à disparaître complètement.

Il nous resterait à parler du massage et de l'électricité. Comme dans toute affection articulaire, le massage est très utile pour rendre l'élasticité aux jointures raidies par une attaque de goutte prolongée et pour combattre l'atrophie musculaire qui accompagne l'arthrite goutteuse. Pour notre compte, nous y avons souvent recours avec avantage, surtout dans les cas où il persiste un épanchement articulaire plus ou moins tenace ou de l'œdème péri-articulaire.

Les indications de l'électricité sont les mêmes comme traitement des troubles musculaires qui peuvent suivre un accès de goutte. Mais elle a été conseillée, en outre, comme moyen direct de modifier l'état de la jointure goutteuse. Sans parler de l'observation rapportée dans le *Casper Wochenschrift*, 1840, où une douleur goutteuse de l'index qui persistait depuis trois mois, fut guérie en vingt-quatre heures par la décharge électrique d'une torpille achetée au marché, Remak et Benedikt ont préconisé l'emploi des courants continus contre la goutte aiguë. Mais ils sont d'accord pour n'en recommander l'usage que lorsque l'état fébrile est tombé. Benedikt n'emploie même l'électricité que lorsque la douleur a cessé, dans les cas d'ankylose ou d'œdème persistant.

Onimus et Legros disent toutefois avoir, dans deux cas de goutte aiguë, calmé la douleur et fait disparaître le gonflement par l'application de courants continus.

Faut-il admettre, que dans ce cas, le courant agit

directement en produisant une décomposition chimique de l'urate de soude ? Ou bien l'action est-elle indirecte, l'électricité réveillant et excitant la vitalité des parties affectées et favorisant ainsi la résorption de l'urate de soude épanché ?

Nous avons eu recours souvent à l'électricité pour combattre les tuméfactions chroniques des jointures avec ou sans tophus et dans plusieurs cas nous avons noté, par une mensuration régulière, une diminution marquée du gonflement articulaire.

Nous devons avouer toutefois que, malgré une application continuée avec persévérance, les courants galvaniques ne nous ont pas donné des résultats complètement satisfaisants.

Dans ces derniers temps, une nouvelle application de l'électricité au traitement de la goutte a été imaginée par Edison. Le grand électricien américain a pensé que l'on pourrait faire pénétrer à travers les téguments une substance transportée par le courant électrique, par exemple, du lithium destiné à agir sur les infiltrations goutteuses.

Il a d'abord vérifié que le lithium passe bien par ce moyen dans l'organisme. Un jeune homme de vingt ans servit à l'expérience. Une des mains était plongée jusqu'au poignet dans une solution de chlorure de lithium, l'autre dans une solution de chlorure de sodium. La solution de chlorure de sodium fut mise en communication avec le pôle négatif d'une batterie, tandis que le pôle positif était en rapport avec la solution lithinée. La force du courant étant de 4 milliampères, on fit pendant huit jours une séance quotidienne de deux heures. La lithine fut recueillie dans les urines, puis dosée régulièrement. Le total de lithium recueilli pendant ces huit jours fut de 55 centigrammes.

L'expérience fut alors répétée chez un goutteux de soixante-dix-sept ans, présentant un gonflement considérable avec tophus des doigts de la main. Le malade pouvait supporter un courant de 20 milliampères. Les séances furent de quatre heures chaque jour, elles furent continuées pendant dix jours. Au bout de ce temps, le gonflement des doigts avait diminué de près de 2 centimètres, la douleur avait cessé et l'état général s'était amélioré.

M. Labatut, de Grenoble, a repris les expériences d'Édison. Il a vérifié comme lui le passage du lithium dans l'urine au moyen d'un courant de 40 milliampères. D'autre part, il a constaté qu'un calcul d'acide urique introduit sous la peau d'un lapin avait perdu un quart de son poids après dix jours d'application intermittente d'un courant de 10 milliampères. Enfin, un goutteux atteint de tophus à la main droite et ne pouvant se servir de cette main fut traité par un courant de 35 milliampères, chaque jour pendant une heure. Au bout de six jours, il y avait une amélioration considérable et le malade pouvait écrire sans difficulté.

Il y a là un nouveau mode d'emploi des courants électriques qui, d'après ces quelques tentatives, mériterait d'être expérimenté avec attention.

XVI. — Saignée locale et générale.

Ce chapitre n'est ici que pour mémoire, car, locale ou générale, la saignée doit être, à notre avis, bannie du traitement de la goutte articulaire.

Telle n'était pas l'opinion des anciens qui, dans la goutte comme dans les autres maladies, usaient et abusaient de la saignée. Rush, Huxham, de Haen, Hoffmann, Musgrave en sont nettement partisans. Musgrave disait que par la saignée on détermine chez les sujets sanguins et pléthoriques la fermentation du sang qui doit produire l'accès de goutte, de même qu'il faut vider un peu les tonneaux qui sont trop pleins de moût pour que la fermentation puisse s'y faire convenablement.

Même Sydenham et Cullen, qui ne sont guère partisans d'un traitement actif de la goutte, admettaient la saignée générale. Ils y mettaient cependant quelques réserves. « Si le malade est jeune encore, dit Sydenham, s'il est échauffé par des excès alcooliques, on pourra tenter la saignée au commencement de l'accès. Mais il faut éviter de l'employer constamment dans les accès qui viendront ensuite ; autrement, il pourrait arriver que la goutte prît racine même chez de jeunes sujets et que, conséquemment, elle devint non plus un maître mais un tyran. » Cullen dit à peu près de même, que chez les individus jeunes et vigoureux, lorsque la maladie est à son début, on peut essayer par la saignée de modérer l'inflammation ; mais il pense comme Sydenham qu'on ne pourrait sans danger en répéter souvent l'emploi.

Barthez s'exprime encore presque dans les mêmes termes. Les émissions sanguines doivent être employées chez les sujets pléthoriques qui se sont livrés à la bonne chère et aux boissons spiritueuses, mais il ne faut pas abuser de la saignée qui, en affaiblissant trop, « pourrait rendre irréguliers les mouvements de la goutte ».

D'après Scudamore, la saignée générale est entièrement inutile pour enrayer l'action inflammatoire locale et elle n'apporte aucun soulagement à l'accès de la goutte. Elle lui paraît toutefois commandée contre l'état inflammatoire général et dans les cas où il existe une phlegmasie de quelque organe interne.

Malgré sa théorie de la pléthore veineuse, Gairdner est absolument opposé à l'emploi des grandes saignées, sauf quand il existe une inflammation interne. Mais il conseille, à l'exemple de Parry, les petites saignées, de 4 à 6 onces, elles remplacent pour lui avec avantage les purgatifs. Gairdner croit que de pareilles saignées sont plutôt toniques que débilitantes, elles rétablissent le fonctionnement du foie et des reins gêné par une réplétion trop grande. Jointes à un régime convenable, elles pourraient même prévenir les attaques de goutte. « Cependant, ajoute-t-il, c'est un moyen dont il ne faut pas abuser; on doit le rejeter chez les goutteux épuisés, même quand il y aurait évidence de pléthore. »

Todd condamne absolument les émissions sanguines; elles provoquent, d'après lui, la dépression et, par suite, la tendance aux métastases. Une saignée intempestive peut même provoquer un accès de goutte, et Todd rapporte l'observation d'un malade qui, à plusieurs reprises, fut pris d'une attaque articulaire après avoir été saigné au bras. D'autres exemples avaient, d'ailleurs, été cités par les anciens. Dominique Sala a vu une saignée du bras transporter du pied au bras la douleur goutteuse. Paulmier a vu la saignée du bras produire une goutte remontée.

Enfin, Garrod, qui repousse aussi la saignée, n'admet pas qu'on retire plus de 150 à 200 grammes de sang dans les cas où on croit utile de combattre un état de pléthore trop accusé. « Jamais, dit-il, on ne doit perdre de vue que toute émission sanguine qui dépasserait le but aurait pour effet, presque à coup sûr, d'aggraver la maladie et d'en prolonger la durée. »

Quant aux saignées locales, faites à l'aide de sangsues ou de ventouses scarifiées appliquées sur la jointure affectée, recommandées par Hoffmann, par Barthez, par Cullen, elles sont aujourd'hui proscrites par la plupart des auteurs. Scudamore, Todd, Garrod conseillent de s'en abstenir.

Elles ne produisent d'abord en effet aucun soulagement local.

En deuxième lieu elles peuvent être l'origine de complications érysipélateuses ou phlegmoneuses au point d'application.

Très souvent elles ne font que provoquer le déplacement de l'attaque articulaire qui se porte sur une autre jointure.

D'après Todd elles déterminent en outre, comme conséquence ultérieure, une faiblesse permanente des parties affectées.

Enfin Garrod a rapporté l'histoire de deux goutteux, chez qui les genoux furent rapidement frappés d'ankylose complète après deux ou trois attaques de goutte. Or, dans les deux cas on avait chaque fois combattu l'arthrite par l'application de nombreuses sangsues sur les jointures enflammées.

En somme la saignée locale est nuisible dans la goutte articulaire. La saignée générale est inutile.

Nous n'admettons l'emploi des émissions sanguines locales que dans le cas de goutte musculaire ou névralgique. En pareil cas l'application de ventouses scarifiées au niveau de la nuque, sur la région lombaire, sur les parois thoraciques, au niveau du sciatique, amènent souvent un soulagement rapide.

XVII. — **Médication tonique.**

L'utilité de la médication tonique dans la goutte, soit dans la convalescence de l'attaque aiguë, soit dans la goutte chronique, alors que l'organisme s'affaiblit, que les globules rouges diminuent, qu'un véritable état anémique et cachectique s'établit, a été reconnue par tous les médecins. Les martiaux, les toniques stomachiques, le quinquina, l'arsenic, tels sont les médicaments habituellement employés.

Garrod considère les préparations ferrugineuses comme le plus souvent contre-indiquées parce que, employées sans discernement, elles peuvent provoquer des accès de goutte. Il reconnaît cependant leur avantage dans les cas compliqués d'atonie des organes et d'appauvrissement du sang.

Pour notre part, nous préférons nous exposer à déterminer des attaques de goutte franche, plutôt que de laisser, par une débilitation progressive et générale, s'établir les accidents graves de la goutte viscérale. Aussi n'hésitons-nous jamais à prescrire le fer toutes les fois que des attaques longues et répétées ont déterminé un état anémique avec affaiblissement de toutes les fonctions.

Cullen conseille l'oxyde de fer à haute dose, Garrod emploie de préférence le fer réduit par l'hydrogène ou le carbonate de fer dissous dans l'eau par un excès d'acide carbonique.

La meilleure manière d'administrer le fer dans la goutte nous paraît être l'usage des eaux naturelles ferrugineuses, celles d'Orezza, de Bussang en particulier. Quand on ne peut recourir à ces eaux nous donnons le tartrate ferrico-potassique ou l'albuminate de fer de Laprade.

On a essayé de trouver dans les sels de manganèse un succédané au fer. Haig a constaté que le manganèse augmente l'excrétion de l'acide urique. Duckworth admet que les sels de manganèse peuvent être utiles dans la goutte chronique, à la dose de 15 à 50 centigrammes de sulfate ou de peroxyde de manganèse. — Nous ne voyons guère l'utilité de recourir à ce succédané qui n'a pas l'action certaine du fer sur la reconstitution du sang.

Quand on ne croira pas devoir prescrire les préparations ferrugineuses, c'est à l'arsenic qu'il faut s'adresser. Son action comme tonique nerveux est bien établie. Chez les neurasthéniques goutteux, chez ceux dont le cœur est lésé ou affaibli, il peut être substitué au fer avec avantage.

Les stomachiques étaient regardés par les anciens

comme de véritables préservatifs de la goutte. On en a la preuve dans la composition de la poudre de Portland, qui n'était, comme nous l'avons vu, qu'un mélange de plantes amères. Barthez conseille surtout la racine de gentiane et le quassia, qui pour lui et Quarin, peuvent être considérés comme des spécifiques anti goutteux. Mais ces auteurs sont d'accord pour recommander de ne pas prolonger indéfiniment l'usage des amers; l'abus serait surtout nuisible chez les sujets bilieux. D'après Brunner, l'usage habituel des amers ruine à la longue l'appétit, affaiblit les organes, et rend même les attaques de goutte plus fréquentes et plus fâcheuses chez les goutteux dont la sensibilité est extrême et qui sont fort agités par les veilles ou les moindres excès de boisson.

Nous prescrivons volontiers la teinture ou le vin de Colombo, les gouttes amères de Baumé, et surtout les préparations de noix vomique ou même la strychnine.

Le quinquina a été aussi préconisé comme spécifique de la goutte; il y a là, comme pour les amers, une exagération évidente. Le quinquina doit être donné comme tonique dans les mêmes circonstances que les stomachiques ou le fer. Il agit comme reconstituant général, mais nullement comme anti goutteux.

On peut en dire autant de la kola, qui dans ces derniers temps a acquis une certaine vogue.

L'alcaloïde du quinquina, le sulfate de quinine, trouve aussi son emploi dans les mêmes conditions (GARROD). Trousseau et Becquerel le donnaient pendant l'accès aigu de goutte, associé au colchique et à la digitale.

D'après les expériences de Ranke, la quinine diminuerait la quantité d'acide urique excrétée. Bien que les analyses de Garrod ne confirment pas absolument cette manière de voir, on peut admettre que le sulfate de quinine agit pour une part dans la goutte en diminuant la formation de l'acide urique. Mais, à notre avis, c'est surtout comme tonique, à la manière du quinquina, qu'il doit être prescrit chez les goutteux affaiblis et sur la voie de la cachexie.

IV

LES EAUX MINÉRALES DANS LA GOUTTE

Les goutteux forment la clientèle ordinaire des stations thermales. Les manifestations de la goutte étant innombrables, il serait difficile en effet de citer une eau qui, à un moment ou l'autre de l'évolution de la maladie, ne puisse leur convenir. Si l'on considère en outre que dans l'action d'une eau thermale il faut encore faire la part d'un certain nombre de conditions extrinsèques, le repos d'esprit, le changement de milieu et d'habitudes, l'influence de l'air et du climat, on reconnaîtra qu'il est peu de stations dont le goutteux ne puisse retirer quelque bénéfice.

Il est incontestable cependant qu'une eau minérale prescrite mal à propos peut être nuisible, et que dans la prescription d'un traitement thermal aussi bien que dans le choix d'une station, il importe d'obéir à des règles et à des indications aussi précises dans certains cas que pour l'administration d'un médicament.

Sans doute quand il s'agit de goutteux peu gravement atteints, ou encore dans cette période que nous avons appelée prémonitoire, on peut ne pas se montrer trop sévère et laisser au malade une certaine latitude dans le choix d'une station dont les distractions et les plaisirs lui paraîtront plus conformes à ses goûts.

Mais quand la goutte est à sa période d'état, et surtout quand elle est arrivée à sa phase chronique avec tendance à la cachexie commençante, il n'y a pas à tenir compte de ces considérations extra-médicales. Le médecin doit être seul juge de l'opportunité de telle ou telle cure minérale, et, dans le choix de cette cure, il doit savoir qu'une indication mal interprétée, une décision prise à la légère, peuvent avoir pour l'avenir de son malade des conséquences plus nuisibles qu'une abstention complète.

Non seulement il faut choisir parmi les diverses variétés d'eaux minérales, mais encore la même cure ne saurait être prescrite indéfiniment.

Telle cure qui une année aura donné les meilleurs effets, pourra l'année suivante devenir désastreuse, si l'état général du sujet s'est modifié ou s'il s'est produit des manifestations qui fournissent des indications différentes. Nous avons vu ainsi survenir, à la suite de cures répétées faites à Vichy ou à Carlsbad, des complications graves qui ne se seraient sûrement pas produites si des eaux moins énergiques avaient été conseillées.

Il est d'abord une règle générale à observer, lorsqu'il s'agit de goutteux articulaires, c'est d'attendre que les manifestations articulaires aient cessé pour conseiller une cure minérale. Il est même bon d'attendre qu'un certain temps se soit écoulé depuis l'attaque de goutte, car il est de règle que l'usage des eaux rappelle la fluxion articulaire.

On n'est pas tenu à la même réserve pour la plupart

des manifestations viscérales. Nous avons même vu souvent des céphalées, des entérites goutteuses, ne céder qu'à des cures thermales. Toutefois, s'il s'agit de crises néphrétiques, la même conduite ne s'impose que pour les crises articulaires ; il faut attendre la fin de la crise de coliques pour envoyer le malade à quelque station et ne pas s'étonner de voir l'accès se reproduire sous l'influence de la cure prescrite. Un fait même à signaler, c'est qu'une cure d'eau, conseillée pour une manifestation viscérale chez un sujet jusque-là indemne de tout accès de goutte proprement dit, devient parfois le point de départ d'une attaque articulaire qui met ainsi hors de doute la nature goutteuse de la localisation viscérale.

D'autre part les eaux peuvent encore provoquer des accidents qui nécessitent pendant la cure même une certaine surveillance.

Ainsi les eaux sulfatées et bicarbonatées déterminent des troubles gastro-intestinaux, perte d'appétit, diarrhée ou constipation avec ou sans fièvre ; d'autres fois ce sont des phénomènes d'excitation nerveuse, comme ceux qui résultent de l'emploi des eaux chlorurées ou ferrugineuses. Dans ces cas il est nécesssaire d'interrompre plus ou moins longtemps les eaux thermales, de peur de provoquer des complications qui iraient à l'encontre du but proposé. Mais ceci est moins du ressort du médecin ordinaire que du médecin de la station thermale.

Nous ne saurions passer en revue toutes les eaux qui peuvent être conseillées contre la goutte. Nous voulons nous borner à tracer les grandes lignes générales du traitement hydro-minéral de cette affection, en indiquant les points principaux qui doivent servir de guide dans le choix des principales stations.

Sans revenir sur les détails dans lesquels nous sommes entré dans notre *Traité de la goutte*, nous nous contenterons de rappeler les faits suivants.

Comme toute maladie chronique, la goutte parcourt dans son évolution trois phases successives : une phase de préparation, une période d'état, et une période de déclin ou de cachexie. Les deux premières phases sont caractérisées d'après nous par une suractivité de la nutrition cellulaire, qui a pour conséquence une formation anormale et exagérée d'urée, d'acide urique et de tous les produits de désassimilation. La troisième, qui survient plus ou moins vite, est la conséquence naturelle de cet excès de travail organique ; elle est caractérisée par l'usure générale des tissus, par l'anémie sanguine et l'atonie fonctionnelle.

C'est surtout dans le maniement des eaux minérales que ces divisions doivent être surtout présentes à l'esprit, et elles doivent servir de base aux indications du traitement thermal.

Aux deux premières périodes conviennent les eaux qui exercent une action modératrice sur le trophisme cellulaire ; à la troisième seule doivent être réservées les eaux qui excitent et activent au contraire le travail de nutrition organique.

Ce sont là pour nous les deux indications fondamentales et opposées qui doivent dominer l'emploi du traitement hydro-minéral ; on trouvera ensuite dans la prédominance de certaines localisations goutteuses les raisons qui décideront le choix du médecin pour les diverses stations qui ressortissent à l'une ou l'autre de ces deux grandes indications.

A ce point de vue, nous divisons les eaux minérales en deux groupes principaux :

1° Les *eaux alcalines, bicarbonatées* et *sulfatées sodiques* ou *calcaires*, qui répondent à la première indication ;

2° Les *eaux chlorurées, ferrugineuses* et *sulfureuses* qui répondent à la seconde.

XVIII. — **Eaux minérales alcalines**.

Tout ce que nous avons dit des alcalins, de leur mode d'action, et de leur mode d'emploi dans la goutte peut s'appliquer et s'applique surtout aux eaux minérales alcalines, bicarbonatées ou sulfatées.

Sans parler de leur action locale pour ainsi dire sur l'estomac, sur le foie, sur le pancréas, ces eaux ont, au point de vue spécial qui nous occupe, trois actions générales de premier ordre :

1° Une action modératrice sur la nutrition cellulaire ;

2° Une action alcalinisante sur le sang ;

3° Une action éliminatrice sur l'acide urique.

En modérant la suractivité fonctionnelle des cellules, elles entravent la formation excessive de l'acide urique.

En surchargeant le sang de bases alcalines, elles neutralisent l'influence nocive de l'acide urique qui, de l'état d'urate acide ou de biurate de soude, cause réelle de l'accès de goutte, passe à l'état d'urate neutre inoffensif.

En transformant le biurate en urate neutre plus

soluble, elles facilitent l'élimination rénale de l'acide urique accumulé dans les tissus.

Cette triple action concordante explique et justifie l'efficacité unanimement reconnue des eaux alcalines dans le traitement des phases actives de la goutte.

Elle fournit en même temps la contre-indication de ces mêmes eaux et la raison des dangers qu'entraîne leur abus ou leur emploi à la période de déclin ou de cachexie de la maladie.

A. — *Bicarbonatées sodiques et calcaires.*

La première et la reine des eaux bicarbonatées sodiques est Vichy. Ses indications sont bien nettes et faciles à préciser.

Elle convient essentiellement aux deux premières phases de la diathèse goutteuse, alors que la suractivité cellulaire existe dans toute sa plénitude et que les urines présentent les caractères que nous avons donnés comme critérium de l'hypernutrition goutteuse. Toutes les fois qu'on se trouve en présence d'un goutteux dont les urines sont d'une densité élevée et contiennent en excès de l'urée et de l'acide urique, que les manifestations soient articulaires ou viscérales, on ne doit pas hésiter à prescrire une cure à Vichy.

La goutte régulière articulaire à déterminations franches et nettement fluxionnaires, comme l'a dit Durand Fardel, est la vraie indication des eaux de Vichy. Elles sont surtout à conseiller quand, avec ces accès de goutte franche, coïncident des signes de catarrhe gastrique, de dyspepsie acide, quand les fonctions du foie et celles des organes digestifs sont particulièrement affectées.

A la période prémonitoire ou à la période d'état, du moment qu'elle existe chez des sujets forts, vigoureux, présentant tous les caractères apparents et réels de l'hypernutrition, la diathèse goutteuse est justiciable de Vichy.

Mais il n'en est plus de même dans la forme chronique de la goutte, et surtout à la période de déclin, quand l'organisme est affaibli secondairement ou d'une manière précoce.

Si Ch. Petit signale la cessation des douleurs subaiguës qui persistent plus ou moins longtemps à la suite d'une crise articulaire, si l'on voit parfois disparaître l'œdème qui accompagne d'ordinaire ces douleurs persistantes, de pareils effets sont plutôt l'exception. Les résultats sont encore plus incertains quand il existe des contractures anciennes des membres, des ankyloses plus ou moins complètes, des atrophies paralytiques. Dans tous ces cas, Vichy est à proscrire; c'est aux eaux chlorurées ou sulfureuses qu'il faut recourir.

Mais si l'effet d'une cure à Vichy est seulement problématique dans les cas de ce genre, il devient dangereux quand la goutte chronique se complique de manifestations viscérales. Certaines de ces manifestations, comme une affection cardiaque, contre-indiquent non seulement Vichy, mais toute cure minérale un peu active. D'autres, comme une lésion rénale ou hépatique, se trouveront mieux d'une eau bicarbonatée ou sulfatée calcaire faible.

Mais d'une manière générale, toute lésion viscérale sérieuse, pulmonaire, cardiaque ou rénale, chez un

7

goutteux atonique ou affaibli, doit faire proscrire Vichy au même titre que toutes les eaux bicarbonatées ou sulfatées sodiques fortes.

Les eaux de Vals ont une composition et une action à peu près semblables à celles de Vichy, et leurs indications sont sensiblement les mêmes. Leur minéralisation en bicarbonate de soude est très riche, mais la thermalité plus élevée de Vichy lui assure une action plus énergique. Aussi doit-on réserver les eaux de Vals pour les goutteux qui ont à craindre une excitation trop prononcée, pour ceux qui, tout en présentant les signes de la vigueur et de la force, n'offrent pas cependant, à l'analyse des urines, les caractères d'une hypernutrition extrême. Comme pour Vichy néanmoins, on aura recours à Vals chez ces sujets quand il s'agira de dyspepsie acide à combattre, de troubles hépatiques à modifier, d'urines sédimenteuses à éclaircir, de gravelle urique à prévenir.

Lorsque la diathèse goutteuse commence à perdre de son intensité et que l'hypernutrition cellulaire fait place à un état d'épuisement, ce que dénote la teneur moindre de l'urine en urée et en acide urique, quand les fluxions articulaires diminuent d'acuité et que des localisations viscérales tendent à apparaître, en même temps que s'accusent quelques symptômes d'anémie, il ne faut plus songer à envoyer les goutteux à Vichy ou à Vals.

Les bicarbonatées sodiques sont encore permises, mais il faut alors prescrire des sources moins minéralisées, les sodiques faibles comme celles d'Ems, de Bilin, de Neunahr, ou mieux les bicarbonatées mixtes de Royat, Saint-Nectaire, ou les bicarbonatées calcaires, comme les eaux de Pougues, d'Évian, de Buxton.

Royat et Saint-Nectaire, qui sont des bicarbonatées mixtes, chlorurées et ferrugineuses, conviennent surtout dans les cas où la goutte, bien qu'ayant encore des recrudescences aiguës, a déjà perdu de son acuité, chez les goutteux à constitution délicate, dont la santé générale est déjà altérée, dont les accès sont plutôt douloureux que fluxionnaires (DURAND-FARDEL), mobiles, alternant avec des névralgies, des troubles dyspeptiques, de l'entérite muqueuse ou membraneuse, la sciatique, l'asthme. Royat trouve encore son indication dans les cas de goutte à manifestations cutanées, acné, pityriasis, psoriasis, eczéma sec.

Parmi les bicarbonatées sodiques faibles, on peut citer les eaux allemandes d'Ems, de Neunahr, de Bilin, de Fachingen, de Soulzmatt. Ces trois dernières, qui sont froides, sont surtout utilisées pour l'exportation.

Les eaux d'Ems et de Neunahr sont chaudes. Ems est surtout utile aux goutteux atteints de manifestations bronchiques, intestinales et génito-urinaires. Dans les cas analogues, en particulier chez les goutteux bronchitiques et emphysémateux, nous conseillons de préférence la Bourboule et le Mont-Dore. Neunahr est plutôt vanté en Allemagne contre la goutte anormale et atonique, quand il existe des signes de faiblesse générale, d'épuisement précoce. Royat répond en somme à la plupart des indications d'Ems ou de Neunahr.

Nous préférons d'ailleurs les bicarbonatées calcaires dans les cas qui contre-indiquent l'usage des sodiques fortes, Evian par exemple ou Pougues.

Chez les goutteux affaiblis, à uricémie atténuée, quand les localisations articulaires ou viscérales sont peu prononcées, erratiques ou vagues, congestives ou névralgiques, Evian nous a donné d'excellents résultats. Dans les mêmes conditions, les eaux d'Evian sont aussi très utiles quand il existe des troubles dyspeptiques avec congestion de foie. Nous les avons encore prescrites avec succès dans les cas de gravelle urique avec ou sans catarrhe vésical, compliquée ou non de pyélite.

Les eaux de Wildungen, en Allemagne, qui renferment aussi, outre une petite quantité de bicarbonate de soude, d'assez fortes proportions de magnésie et de chaux, peuvent être aussi conseillées chez les goutteux atteints de coliques néphrétiques, de pyélite, de cystite.

Mais contre les troubles gastro-intestinaux, et en particulier contre la dyspepsie acide des goutteux, quand Vichy et Vals sont contre-indiqués, nulle eau minérale n'est supérieure à celle de Pougues.

L'emploi de ces eaux peut être continué longtemps sans aucun des inconvénients qui suivent l'usage trop prolongé des eaux sodiques fortes. C'est là ce qui, à notre avis, les rend si précieuses dans les cas de goutte à tendance subaiguë et chronique et qui s'accompagnent déjà d'une anémie plus ou moins marquée.

On trouve en Angleterre des eaux qui possèdent des propriétés fort analogues à celles de Pougues ; ce sont les eaux de Buxton, que nous avons eu l'occasion d'étudier autrefois sur place. C'est surtout sous forme de bains qu'on les utilise, contre les manifestations articulaires de la goutte subaiguë, contre les douleurs névralgiques, la sciatique. Mais elles ont aussi, prises en boissons, une action très efficace contre la dyspepsie et la congestion des organes abdominaux.

B. — *Sulfatées sodiques et calcaires.*

Ces eaux forment un deuxième groupe parmi les eaux alcalines, dont l'action générale est, comme les bicarbonatées, modératrice du travail cellulaire. Elles diminuent l'intensité des échanges azotés et font baisser le chiffre de l'urée et de l'acide urique.

Elles ont donc les mêmes indications que les bicarbonatées dans le traitement des phases actives de la goutte. Mais comme celles-ci aussi, et pour les mêmes raisons, elles deviennent dangereuses à la période de déclin de la maladie. Leur emploi doit se graduer de la même manière ; les sulfatées sodiques fortes, comme Carlsbad et Marienbad, ne conviennent qu'aux goutteux vigoureux, à la période de début ou en pleine période d'état. Dès que la goutte passe l'état subaigu et que l'anémie s'accuse, il ne faut s'adresser qu'aux sulfatées calcaires. Plus tard, sulfatées ou bicarbonatées, les eaux alcalines doivent être proscrites et remplacées par les chlorurées.

Les indications particulières des sulfatées sodiques sont les troubles gastro-intestinaux et hépatiques que les anciens décrivaient sous le nom de pléthore abdominale.

C'est au traitement de ces troubles que conviennent surtout les eaux de Carlsbad. Seegen en conseille l'usage aux goutteux à l'apparence vigoureuse, présentant de l'embonpoint et chez lesquels la diathèse ne s'est pas encore traduite par des manifestations viscérales graves. On prescrira Carlsbad aux sujets atteints d'atonie gastro-intestinale, avec dyspepsie flatulente, dilatation stomacale, constipation opiniâtre, ou alternatives de constipation et de diarrhée. On y enverra aussi ceux qui souffrent de ces états congestifs du foie avec hémorroïdes fluentes, si souvent associés aux troubles dyspeptiques « goutteux hémorroïdaires et bilieux », gros mangeurs et grands buveurs, chez lesquels la goutte semble surtout en rapport avec des excès de table et de bonne chère.

Mais on ne doit pas oublier que l'énergie même de ces eaux doit engager à les manier avec prudence, à ne les prescrire qu'à bon escient et à en surveiller l'action. Données d'une façon abusive ou inopportune, elles provoqueraient facilement comme les eaux de Vichy des accidents d'anémie et d'épuisement en dépassant le but proposé. Ces accidents se caractérisent par la pâleur du teint, la décoloration des muqueuses, la mollesse des chairs, la fatigue et l'essoufflement au moindre exercice, la sensibilité au froid.

Les goutteux en voie de cachexie, ou atteints de lésions organiques graves, doivent s'abstenir de Carlsbad au même titre que de Vichy.

Bien que plus richement minéralisées que les eaux de Carlsbad, les eaux de Marienbad doivent à leur athermalité une action médicatrice moins puissante. Elles se prescrivent à peu près dans les mêmes conditions que Carlsbad ; on leur donnera la préférence quand on n'aura pas besoin d'une action thérapeutique aussi énergique.

Comme les eaux de Carlsbad, elles conviennent aux goutteux gros mangeurs, ayant un certain embonpoint, et présentant les signes du catarrhe gastro-intestinal avec congestion hépatique et hémorroïdes. Mais bien que leur influence dépressive soit moindre, elles doivent être interdites dans les périodes avancées de la goutte.

Nous ne possédons pas en France de sources sulfatées sodiques et magnésiennes analogues à celles de Carlsbad et de Marienbad. Mais nous sommes très riches en sulfatées calcaires, dont l'utilité dans le traitement de la goutte, surtout subaiguë et chronique, n'est pas moins grande.

D'après les recherches que nous avons faites sur le mode d'action de l'eau de Vittel, les sulfatées calcaires agissent dans le même sens que les bicarbonatées sodiques et diminuent l'excrétion et sans doute aussi la formation de l'urée et de l'acide urique. Mais leur action directe sur les phénomènes de la nutrition intime est beaucoup moins énergique que celle des bicarbonatées. Aussi doivent-elles être prescrites de préférence à ces dernières, quand la goutte a déjà perdu de son acuité et entre dans la période où la débilitation et l'anémie générale sont surtout à craindre. Elles sont de même préférables, lorsque la goutte, bien que de date encore récente, porte sur des sujets peu vigoureux, primitivement affaiblis, chez les goutteux qui présentent de bonne heure les signes de ce que nous avons appelé la cachexie précoce.

Les principales de ces eaux sont : Contrexéville, Vittel et Capvern ; on peut y joindre Martigny et Aulus.

Contrexéville est surtout prescrit dans les cas de goutte compliquée de lithiase urinaire et de coliques néphrétiques. Mais ces eaux sont encore utiles dans la goutte ancienne avec dépôts tophacés et dans les cas de pléthore veineuse abdominale avec troubles hépatiques et intestinaux, constipation atonique, hémorroïdes.

Il en est de même de Vittel et de Capvern qui reconnaissent les mêmes indications et donnent les mêmes résultats au point de vue de la régularisation des fonctions cellulaires, sans exposer le malade aux inconvénients des sodiques fortes.

Les eaux de Bath, en Angleterre, rentrent dans le même groupe. Elles diffèrent des sulfatées calcaires françaises par leur thermalité, qui est assez élevée, 43 à 47° centigrades. Aussi ne s'emploient-elles pas seulement en boissons, mais aussi en bains et en douches, et sont-elles contre-indiquées dans les cas de complications cérébrales ou cardiaques.

XIX. — Eaux chlorurées.

Contrairement aux bicarbonates et sulfates alcalins et calcaires, dont l'action sur le travail nutritif est surtout modératrice, les chlorures alcalins activent ce travail et augmentent la formation de l'urée. Les expériences de Boussingault, de Barral, de Voit ont démontré le fait chez les animaux.

Boussingault, le premier, a noté qu'en ajoutant du sel à la nourriture des bœufs on constate une augmentation notable du poids de ces animaux, et Barral a vu que des moutons, soumis à une alimentation salée, non seulement augmentent de poids, mais rendent plus d'urée. Bischopp et Kempp ont noté les mêmes résultats chez le chien et chez l'homme, et d'après Weiske l'augmentation de l'urée est en raison directe de la quantité de chlorure de sodium ingéré.

Salkowski a soutenu, il est vrai, que cette azoturie était le fait du lavage de l'économie par l'ingestion de quantités d'eau plus grandes qu'entraîne l'usage du chlorure de sodium. Mais les expériences de Voit répondent à cette explication, en démontrant que des animaux soumis à l'usage du chlorure de sodium et privés d'eau, n'en excrètent pas moins de l'urée en excès, preuve décisive d'une action directe du sel sur la nutrition cellulaire.

Les expériences de Neubauer et de Braun sur les eaux de Wiesbaden, de Dietz, sur les eaux de Hombourg, de Beneke, sur les eaux de Nauheim, conduisent aux mêmes conclusions. Neubauer et Braun ont vu que, prises en bains ou en boissons, les eaux chlorurées de Wiesbaden font immédiatement monter le chiffre de l'urée. Pour l'acide urique les résultats sont contradictoires. D'après Braun, l'acide urique excrété augmente. D'après Neubauer et Roth, il diminue. Beneke a constaté de même cette diminution avec les eaux de Nauheim. Pour ce dernier auteur, qui regarde la goutte comme une maladie par nutrition retardée, les eaux chlorurées sont les véritables eaux à prescrire aux goutteux.

Nous ne reviendrons pas sur la discussion de la théorie de Beneke, que nous avons combattue dans notre *Traité de la goutte*, et sur l'erreur manifeste qu'il y a à faire de la goutte considérée dans son essence une maladie par ralentissement de la nutrition.

Que la nutrition des goutteux soit affaiblie à la longue, quand la maladie a épuisé le terrain sur lequel elle évolue, nous en tombons d'accord; mais il n'y a là rien de propre à la goutte, et cette conséquence lui est commune avec toutes les maladies de longue durée.

Mais tant que la goutte est à l'état aigu et actif, tant que l'on constate dans les urines un excès simultané d'urée et d'acide urique, on ne saurait admettre un ralentissement des échanges nutritifs ; il y a, au contraire, travail exagéré des cellules et suractivité de la nutrition.

Conseiller à ce moment les eaux chlorurées, ce serait aggraver le vice dystrophique goutteux, ce serait exposer le malade soit à des crises articulaires intenses, soit à des congestions viscérales dangereuses. Les eaux alcalines conviennent seules à cette période.

Par contre, il arrive un moment où l'activité cellulaire des goutteux faiblit ; non seulement elle n'est plus exagérée, mais elle ne se trouve même plus à la hauteur des besoins de l'organisme. C'est alors que les globules rouges diminuent dans le liquide sanguin, que non seulement l'urée mais même l'acide urique tombent au-dessous de l'excrétion normale. Soit par le fait d'attaques articulaires incessantes, soit par suite de troubles digestifs permanents, de complications viscérales multiples, le goutteux, devenu un malade chronique, a perdu sa vitalité première, son énergie nutritive ; ses forces se perdent en même temps que ses tissus se détériorent.

C'est alors, mais alors seulement, que l'assertion de Beneke devient vraie avec son corollaire thérapeutique. C'est alors que la déchéance organique doit être combattue par des moyens reconstituants et excitants, et parmi ces moyens l'emploi des eaux chlorurées devient un des meilleurs, en raison de leur action excitante sur la vitalité et le fonctionnement cellulaires.

C'est donc chez les goutteux asthéniques et anémiques, à attaques répétées et traînantes, dont le système nerveux est détendu, dont les fonctions sont languissantes, dont la nutrition épuisée se traduit par la pauvreté de l'urine en urée et en matériaux organiques, que les eaux chlorurées trouvent leur indication directe et primordiale.

Il existe de nombreuses sources de ce genre, aussi bien en France qu'à l'étranger. Les unes sont athermales ou peu thermales, comme les eaux de Hombourg, de Kissingen, de Salies-de-Béarn, de Kreuznach, de Cheltenham et de Leamington. Les autres sont chaudes, comme celles de Wiesbaden, de Nauheim, de Salins-Moutiers, de Baden, de Bourbonne, de Bourbon-Lancy, de Bourbon-l'Archambault.

Les chlorurées sodiques de Hombourg, et en particulier la source Élisabeth, sont légèrement laxatives et diurétiques, mais surtout excitantes. L'excitation circulatoire peut même déterminer un véritable état fébrile avec courbature, agitation nocturne, et élévation de la température. Le réveil des accès de goutte aiguë n'est pas rare en pareil cas.

Aussi, dans la goutte sthénique, aussi bien que lorsqu'il existe des complications cardiaques ou cérébrales, l'emploi de ces eaux est-il dangereux. Elles conviennent au contraire essentiellement aux goutteux atoniques, soit que l'atonie soit la conséquence progressive d'une longue évolution de la maladie, soit que d'emblée la goutte ait pris le caractère asthénique chez des sujets lymphatiques ou à circulation veineuse languissante. En pareil cas, le goutteux trouve dans les eaux salées un reconstituant efficace pour l'amélioration des fonctions digestives, l'augmentation de la sécrétion urinaire et sudorale, le réveil d'une circulation défectueuse, la stimulation générale de la nutrition.

On prescrira, avec avantage, Hombourg contre l'atonie gastro-intestinale, les hémorroïdes, qui se développent si souvent avec l'engorgement chronique du foie chez les malades atteints de goutte ancienne. L'hypocondrie, conséquence habituelle de cet état abdominal, se dissipe fréquemment sous l'influence d'une cure de ce genre.

Les eaux de Kissingen agissent dans le même sens tonique et excitant. Elles conviennent surtout aux tempéraments lymphatiques, moins bien aux goutteux bilieux et nerveux, très peu aux sanguins.

C'est surtout contre les manifestations abdominales de la goutte chroniqué qu'elles sont indiquées. Nous les avons toujours prescrites avec succès dans la goutte avancée, chez les sujets débilités et anémiés.

Il n'est pas rare de voir la cure provoquer le réveil des douleurs articulaires et même une véritable attaque de goutte. Il n'y a pas lieu de s'effrayer de ces manifestations, qui sont pour nous l'indice d'une amélioration de l'état général.

Les poussées congestives vers le cerveau et les poumons sont moins fréquentes avec les eaux de Kissingen qu'avec celles de Hombourg ou de Nauheim. Aussi, doit-on choisir de préférence Kissingen quand on a lieu de craindre ou de soupçonner des congestions de ce genre.

La goutte à tendance congestive doit être aussi formellement exclue de Salies-de-Béarn et de Kreuznach, qui conviennent au contraire fort bien aux goutteux atoniques, lymphatiques, avec engorgement persistant et œdémateux des articulations.

Châtel-Guyon, en France, représente à peu près l'équivalent de Hombourg. Il répond aux mêmes indications et se prescrit surtout chez les goutteux atteints d'atonie gastro-intestinale.

En Angleterre, les eaux de Leamington peuvent soutenir la comparaison avec les différentes eaux chlorurées froides d'Allemagne. Cheltenham, outre de nombreuses sources chlorurées sodiques, possède encore des sources ferrugineuses, ce qui permet, dans les cas de goutte atonique avec anémie générale, de faire marcher de front les deux cures, excitante et reconstituante, chlorurée et ferrugineuse.

Nauheim et Wiesbaden sont les chlorurées chaudes qui jouissent en Allemagne de la plus grande renommée dans le traitement de la goutte chronique.

Les recherches de Beneke l'ont conduit à admettre que Nauheim représente le type des eaux à prescrire dans le traitement des maladies caractérisées par le ralentissement de la nutrition. Sous l'action de ces eaux, l'élimination de l'urée augmente d'un cinquième lorsqu'on les prend en boissons, d'un dixième seulement lorsqu'on les prend en bains. Il y a en même temps excrétion plus active de l'acide carbonique par la peau.

On ne doit pas oublier, cependant, que l'excitation produite par les eaux de Nauheim peut facilement dépasser le but et donner lieu à des fluxions articulaires aiguës. Si elles conviennent aux goutteux atoniques, il ne faut pas cependant que l'affaiblissement soit trop prononcé.

Cette même restriction s'applique aux eaux de Wiesbaden. C'est encore la forme torpide de la goutte, qui est le plus heureusement modifiée par ces eaux. Mais on doit se méfier d'une stimulation trop vive, qui, pour être utile dans la goutte atonique et dans les cas de déformation articulaire, n'est pas cependant sans présenter des dangers réels, comme avec les autres chlorurées sodiques.

Cette réserve faite, on emploiera les eaux de Wiesbaden pour combattre les ankyloses, les contractures, les déformations qui surviennent à une période avancée de la goutte, dans les cas de névrite goutteuse périphérique, avec paralysie atrophique.

Elles sont aussi utiles contre le catarrhe chronique de l'estomac et de l'intestin. Gergens assure que, lorsque les paroxysmes de la goutte ont cessé d'affecter les jointures pour se jeter sur les organes internes, l'usage graduel et modéré des eaux de Wiesbaden pourra ramener la goutte vers son lieu d'élection.

Ce qui doit, à notre avis, primer toute autre indication de Wiesbaden comme de toute eau chlorurée, c'est l'asthénie des malades, c'est la nécessité de stimuler et de reconstituer les forces de l'organisme. Pendant la cure de Wiesbaden il n'est pas rare de voir se produire une crise articulaire aiguë; mais cette crise passée, la santé générale s'améliore rapidement, et le malade peut se trouver pour longtemps à l'abri de toute nouvelle manifestation goutteuse.

Les eaux de Baden-Baden, bien que moins renommées que celles de Wiesbaden, offrent néanmoins les mêmes avantages aux goutteux affaiblis par la longueur de leurs souffrances ou épuisés par un traitement mal dirigé. Prises sous forme de bains, de douches, de bains de vapeurs, elles modifient heureusement l'état des jointures et surtout les douleurs musculaires et nerveuses qui manquent rarement de s'ajouter à la longue aux douleurs articulaires.

En France, nous possédons un certain nombre d'eaux chlorurées chaudes qui ne le cèdent en rien comme efficacité aux eaux allemandes. Les effets des eaux de Bourbonne, de Bourbon-Lancy, de Bourbon-l'Archambault, de Balaruc, dont la thermalité est très élevée et oscille entre 50 et 60 degrés, ne diffèrent pas de ceux de Wiesbaden et de Baden-Baden.

Stimulantes et reconstituantes, elles agissent avec efficacité contre les complications de la goutte chronique, les engorgements articulaires tenaces, les raideurs, les nodosités et les déformations, contre la goutte musculaire vague. On les prescrit aussi utilement chez les sujets atteints de paraplégie, d'hémiplégie ou de paralysies douloureuses partielles.

XX. — Eaux sulfureuses et eaux indifférentes.

Nous rapprochons les eaux sulfureuses employées dans la goutte des eaux dites indifférentes, parce que c'est moins leur qualité de sulfureuses que la haute thermalité qu'elles possèdent en commun avec les eaux indifférentes qui nous paraît en justifier l'usage chez les goutteux.

Les eaux sulfureuses des Pyrénées, comme Luchon ou Cauterets, peuvent en effet trouver leur emploi contre certaines complications bronchiques, laryngées ou pharyngées de la goutte, mais contre la goutte même ou ses manifestations articulaires elles n'ont guère d'effet utile.

Au contraire, les eaux sulfureuses d'Aix-la-Chapelle et d'Aix-les-Bains, dont la thermalité varie de 45 à 75 degrés, conviennent merveilleusement au traitement de certaines formes de goutte articulaire et musculaire.

Ces eaux s'administrent sous forme de bains et de douches. Nous les prescrivons dans les cas de goutte atonique ou chronique avec déformation et raideur des jointures, dans les cas de paralysie périphérique, d'atrophie ou de contracture consécutive à des crises subaiguës incessantes ou à des arthrites chroniques, enfin dans les cas de sciatique persistante, de névralgie avec hyperesthésie s'étendant à toute la continuité d'un membre, de goutte musculaire, lumbago, pleurodynie, douleurs de la nuque, douleurs vagues et erratiques, etc.

Sans doute une cure de ce genre peut provoquer une attaque de goutte aiguë. Mais quand il s'agit de goutte atonique et que l'indication principale est de relever les forces du malade par des eaux stimulantes, il ne faut pas craindre le retour d'un paroxysme aigu qui est pour nous l'indice d'une amélioration de l'état général.

On ne doit cependant pas perdre de vue cet effet stimulant des eaux sulfureuses. Elles activent le mouvement nutritif; elles augmentent la formation de l'urée. Elles ne conviennent donc que dans les cas où cet effet doit être recherché, dans les périodes avancées de la goutte. Les prescrire dans la période d'état de la maladie, quand les manifestations sont encore nettement inflammatoires, quand les urines contiennent de l'urée et de l'acide urique en excès, serait commettre un contre-sens. A ce moment, l'effet de la cure s'ajouterait seulement à la tendance naturelle de la maladie pour déterminer un travail cellulaire exagéré et produire des fluxions articulaires aiguës ou même des congestions viscérales dangereuses.

Les eaux dites indifférentes constituent un groupe d'eaux faiblement minéralisées dont l'action sur le traitement de la goutte ne nous semble pouvoir s'expliquer que par leur thermalité. Les principes qu'elles contiennent, variables pour chacune d'elles, sont en trop petite proportion pour rendre compte de leur efficacité. Ni le bicarbonate de chaux de Tœplitz ou de Ragatz, ni le sulfate de soude de Gastein et de Plombières, ni le chlorure de sodium de Wildbad, ni le bicarbonate de soude de Néris, dont la quantité n'atteint pas 1 gramme pour 1,000, ne sauraient suffire à expliquer d'une manière satisfaisante l'action bienfaisante de ces eaux. On a cherché une autre interprétation dans l'état électrique de ces sources. Mais il n'y a là qu'une hypothèse difficile à démontrer.

Elles ont un caractère commun, c'est d'être hautement thermales, et c'est à cette haute thermalité que doit être attribuée leur action thérapeutique. En fait, c'est surtout de l'hydrothérapie chaude qu'on fait dans toutes ces stations, sous forme de bains et de douches, et c'est surtout contre les manifestations nerveuses et douloureuses de la goutte qu'elles trouvent leur indication.

Les eaux indifférentes ne nous paraissent avoir aucun effet direct sur la goutte même ; mais elles conviennent admirablement aux goutteux névropathes et neurasthéniques. Nous les conseillons surtout dans les cas de névralgies portant sur la sciatique ou le plexus brachial, sur le trijumeau ; dans certaines formes de dyspepsie gastralgique ; dans les cas de céphalée goutteuse, quand la douleur semble localisée surtout dans le péricrâne. Toutes les douleurs musculaires si fréquentes dans la goutte chronique, rachialgie, douleur de l'épaule, de la nuque, des intercostaux, sont remarquablement améliorées par des cures de ce genre.

En France, les eaux de Néris et de Plombières sont nettement appropriées aux cas de cette catégorie avec éréthisme nerveux. Nous les avons prescrites avec succès contre les névralgies, les hyperesthésies musculaires, les paralysies périphériques, qui se trouvent améliorées en même temps que l'état nerveux général.

A l'étranger, les eaux de Tœplitz, de Wildbad, de Schlangenbad, et surtout de Gastein et de Ragatz jouissent d'une réputation incontestée.

Les eaux de Gastein et de Ragatz se prescrivent à l'intérieur et à l'extérieur, mais surtout sous forme de bains locaux et généraux. Elles sont essentiellement toniques et stimulantes du système nerveux et musculaire.

Elles agissent en même temps contre les douleurs, les raideurs et les ankyloses goutteuses.

Il faut éviter d'envoyer à ces stations des malades dont la goutte présenterait une notable tendance à l'acuité ou des sujets dont l'excitabilité serait trop prononcée. C'est surtout aux goutteux débilités, atteints de douleurs vagues ou de névralgies tenaces qu'elles conviennent. Elles donnent aussi de bons résultats dans les cas de dyspepsie douloureuse. On voit ainsi se régulariser les fonctions digestives à mesure qu'une révulsion presque insensible s'établit à la surface de la peau sous l'influence de bains répétés.

On peut encore rapprocher de ces diverses cures hydro-minérales, au point de vue de leurs indications et de leurs effets, les cures de boue minérale. Ces bains de boue s'emploient comme adjuvant de la médication thermale dans certaines stations, comme Marienbad, Tœplitz, etc.

En France, nous prescrivons avec avantage dans la goutte atonique, avec déformations et raideurs articulaires, dans la goutte musculaire et névralgique, les boues de Dax et de Saint-Amand.

XXI. — Eaux ferrugineuses.

Ce que nous avons dit de l'importance de la médication tonique chez les goutteux peut faire prévoir le rôle dévolu aux eaux ferrugineuses à certaines périodes de l'évolution de la goutte. L'accord est fait pour proscrire ces eaux dans la goutte aiguë. A ce moment, leur action stimulante et congestive ne peut s'exercer que d'une manière défavorable, soit en réveillant les accès aigus articulaires, soit en provoquant des fluxions viscérales. Mais, dans la goutte ancienne, bien que la possibilité de ces réveils aigus soit toujours la même, l'état général anémique prime à un tel point la situation qu'il n'y a pas lieu de se préoccuper de ce rappel des manifestations articulaires, et l'urgence d'un traitement ferrugineux ne fait de doute pour personne.

Dans les stations d'eaux chlorurées qui possèdent aussi des sources d'eaux ferrugineuses, on fait volontiers marcher de front les deux médications reconstituantes. A Cheltenham, on fait suivre, d'ordinaire, la cure chlorurée d'Old-Royal-Well d'une cure ferrugineuse de Cambrai-Spa. A Hombourg, on administre simultanément l'eau d'Elisabethquelle qui est chlorurée et l'eau de Luisenquelle qui est ferrugineuse.

Dans d'autres cas, la cure chlorurée terminée, on dirige les malades sur une station ferrugineuse pour confirmer par une nouvelle cure les résultats de la première.

Les eaux ferrugineuses sont innombrables. Les plus connues sont : Orezza, en Corse ; Bussang et Forges, en France ; Tunbridge-Wells, en Angleterre ; Spa, en Belgique ; Pyrmont, Schwalbach, en Allemagne ; Saint-Moritz, dans l'Engadine.

D'ordinaire, nous y envoyons les goutteux anémiques pour compléter une cure faite aux eaux chlorurées ou sulfatées calcaires. Mais, dans certains cas, quand l'organisme nous paraît trop épuisé, le malade trop affaibli pour supporter la réaction d'une eau chlorurée, nous prescrivons d'emblée, et à l'exclusion de toute autre, une saison dans une station ferrugineuse.

Quelle que soit la station choisie, Pyrmont, Spa, Schwalbach ou Forges, il faut s'attendre à voir se réveiller les douleurs articulaires. Mais, nous l'avons dit, ce résultat ne doit pas arrêter le médecin, et c'est un effet même que nous recherchons parfois, préférant une crise articulaire franche à la succession de douleurs vagues et répétées qui tourmentent d'ordinaire les goutteux atoniques.

Quant aux manifestations viscérales, une seule contre-indique absolument l'usage des eaux ferrugineuses, c'est l'existence d'une lésion cardiaque. Pour les autres, en particulier pour les complications pulmonaires ou cérébrales, elles nécessitent seulement une certaine réserve dans l'administration des eaux qu'on ne doit employer d'abord qu'à faibles doses, de manière à tâter la susceptibilité du sujet. On augmentera progressivement les doses si la cure est bien tolérée; mais dès qu'il apparaît quelque tendance aux congestions viscérales, il faut suspendre la médication et n'y revenir qu'avec beaucoup de prudence.

Une autre précaution à observer dans la cure ferrugineuse, c'est le maintien du libre fonctionnement intestinal. L'atonie du canal digestif est de règle dans la goutte ancienne, et cette atonie ne peut que s'accentuer sous l'influence du fer; on aura soin d'y remédier au moyen de laxatifs ou de légers purgatifs donnés d'une manière régulière concurremment avec le traitement hydro-minéral.

V

HYGIÈNE DES GOUTTEUX

« L'excès en tout est un défaut. » Cet axiome devrait servir d'épigraphe à tout chapitre consacré au régime hygiénique de la goutte. Il n'est pas de maladie où l'on ait plus abusé des formules absolues. Et ces formules, transmises à travers les âges, sont devenues des sortes de lieux communs qui représentent, pour l'entourage des goutteux et pour beaucoup de médecins, des prescriptions fondamentales hors desquelles il n'y a point de salut.

Or, la rigidité même de ces formules a deux conséquences opposées, mais également fâcheuses : ou bien le goutteux, rebuté par la sévérité des ordonnances, se refuse absolument à les observer et n'en tient aucun compte, ou bien il s'y soumet aveuglément et tend encore à en exagérer la rigueur.

La première alternative est assurément la plus fréquente. Le goutteux bon vivant, gros mangeur et grand buveur d'ordinaire, voyant qu'on le prive systématiquement de tout ce qu'il aime, se révolte et, l'attaque de goutte passée, déclare le régime prescrit impraticable et inutile. En quoi il a tort ; car, si la formule est trop absolue, elle n'en contient pas moins une part de vérité, qui trouve précisément son application la plus juste et la plus efficace dans cette période d'activité et d'exubérance de la goutte.

La deuxième alternative, bien que plus rare, n'en est pas moins funeste. Le goutteux, rendu plus sage par des attaques répétées, revient au régime dont on n'a cessé de lui vanter les effets. Il s'y soumet avec la ferveur d'un nouveau converti, et l'absolutisme de la formule le conduit à des exagérations d'autant plus nuisibles que les indications de la période d'acuité n'existent plus. Il en arrive ainsi à transformer sa goutte régulière en une goutte subaiguë ou chronique, avec toutes les conséquences locales ou générales qu'entraîne une anémie ou une asthénie aggravées par un régime débilitant.

Il faut donc protester contre ces règles prohibitives formulées d'une manière générale et absolue : ne mangez pas, de viande, ne buvez pas d'alcool. Ce qui convient à un moment de l'évolution de la goutte ne convient pas à un autre. Les prescriptions hygiéniques qui, chez un goutteux sthénique, préviendront ou espaceront les accès articulaires, les multiplieront, au contraire, chez un goutteux asthénique ou les transformeront en manifestations viscérales.

Dans les périodes prémonitoire ou d'état, il est des règles générales dont l'importance est incontestable; dans la goutte ancienne ces règles doivent fléchir; il faut tenir compte de ce que l'expérience a appris au malade lui-même sur les choses qui lui sont nuisibles ou non, quelque contradiction qu'il en puisse ressortir pour la théorie. Et enfin il est des cas où il ne faut pas hésiter à prescrire le régime justement opposé à celui que formule la tradition.

D'autre part, quand la goutte éclate vers le milieu de la vie, ce qui est le cas le plus ordinaire, on doit être convaincu que ce n'est pas impunément qu'on peut changer du tout au tout le régime et la manière de vivre d'un homme de quarante ans. Supprimer brusquement l'usage de la viande ou du vin dans ces conditions, c'est sûrement changer le mode de nutrition intime de l'organisme, et c'est bien là, en effet, le but proposé; mais c'est risquer aussi de modifier cette nutrition dans un sens et avec des effets tout autres que ceux qu'on recherche, et d'amener une perturbation telle qu'au lieu de modérer simplement la vitalité cellulaire on l'affaiblisse jusqu'à une cachexie irrémédiable.

Ceci revient à dire que nous sommes l'ennemi de tout régime systématique et exclusif, et même de tout régime sévère chez les goutteux. Il est des aliments qui ne conviennent pas à ces malades; ils doivent les connaître et s'en abstenir. Mais de là à les condamner au régime des viandes blanches et des végétaux, il y a loin. Si la sobriété doit être plus qu'à tout autre leur règle de vie, ce n'est pas une raison pour leur imposer des habitudes de cénobite.

Il n'est nullement démontré que la suppression de tout aliment azoté dans les premières périodes de la goutte empêcherait la maladie de se développer et les accès de se produire, et il est par contre certain que dans la période de déclin ou de cachexie commençante un pareil régime ne peut qu'aggraver la faiblesse du sujet et faciliter l'apparition des accidents graves de la goutte chronique et asthénique.

XXII. — **Le régime alimentaire.**

Ces réserves faites, il n'en est pas moins vrai que de tout temps on a regardé avec apparence de raison les excès de table et de bonne chère comme la cause principale de la goutte. Et quand on parle d'excès alimentaires, il ne faut pas considérer seulement la quantité d'aliments ingérés, mais surtout leur qualité. Braun dit justement que les gloutons sont moins exposés à contracter la goutte que les gourmands qui, à la vérité, mangent moins que les premiers, mais choisissent leurs mets et les font préparer avec raffinement. Une alimentation trop azotée d'une part, une alimentation trop épicée de l'autre, telles sont les deux conditions défavorables pour les candidats à la goutte. L'une agit par elle-même en produisant directement un excès d'acide urique ; l'autre agit indirectement en excitant et en irritant les cellules hépatiques. Si on nourrit exclusivement un individu de viande et de vin, on ne tarde pas à voir les urines devenir rares, épaisses, chargées d'urates et laissant déposer du sable d'acide urique libre.

Il n'est pas besoin de longues dissertations pour montrer que la goutte s'observe surtout chez les gens riches et qui mangent bien. C'est la maladie des maîtres, *morbus dominorum*, disait Suétone. Ce n'est pas dans les campagnes qu'il faut aller chercher les goutteux. Si on rencontre la maladie dans les classes inférieures, chose rare d'ailleurs, ce n'est guère que chez des sommeliers, des cochers, des valets de chambre de grandes maisons, dont le genre de vie est identique à celui de leurs maîtres, ou bien dans la classe spéciale des ouvriers qui manient le plomb et qui présentent une forme de goutte particulière.

On doit donc conseiller aux goutteux ou à ceux qui sont menacés de la goutte de s'abstenir de toute chère trop succulente et d'éviter les excès de table. A ce point de vue, l'habitude de dîner en ville exerce sûrement une influence sur le développement de la goutte. Aussi Duckworth déclare-t-il qu'on ne doit pas autoriser un goutteux à dîner en ville plus d'une fois par semaine. La régularité et la sobriété dans les repas sont évidemment d'observance plus facile quand on mange chez soi.

Mais cette prescription faite, prescription qui est aussi bien du domaine de l'hygiène en général que de l'hygiène spéciale aux goutteux, nous ne croyons pas à l'utilité d'une alimentation particulière et surtout exclusive.

Ni le régime lacté, conseillé autrefois par Mead, ni le régime végétarien ne sauraient être imposés sans danger. Le lait trouve ses indications contre certaines complications de la goutte, mais nous le rejetons formellement comme nourriture exclusive dirigée contre la diathèse goutteuse même. Nous avons déjà indiqué l'opinion si nette et si sage de Sydenham. Elle résume tout ce qu'on peut dire des effets nuisibles et débilitants du régime lacté. En supposant que le malade le tolère sans dégoût et que l'estomac le digère sans fatigue, il est certain qu'un pareil régime conduit rapidement à un état d'atonie générale et d'anémie, deux conditions à éviter à tout prix dans l'évolution de la goutte.

Il en est de même du régime végétarien. Les végétaux doivent entrer dans l'alimentation des goutteux, mais pris d'une manière exclusive ou en trop grande proportion, ils ne peuvent que transformer fatalement à la longue la goutte aiguë en goutte chronique et hâter l'apparition des complications viscérales.

Dans ces derniers temps, von Mering en Allemagne et Mortimer Granville en Angleterre ont vanté la diète carnée comme traitement de la diathèse goutteuse. D'après Mering, ce régime, en augmentant la formation de l'urée, faciliterait la dissolution de l'acide urique, l'urée d'après lui étant le meilleur dissolvant de cet acide. D'après Mortimer Granville, l'alimentation carnée n'augmenterait nullement la production de l'acide urique, comme on le croit généralement, mais au contraire la diminuerait. Chez un homme habitué à une alimentation mixte et qu'on soumet brusquement au régime exclusif de la viande, on observe bien pendant les premiers jours de ce régime nouveau une augmentation de la quantité d'acide urique dans les urines, mais cette augmentation tient non à un surcroît de production mais à une élimination plus active de cette substance accumulée dans le foie, la rate et les tissus. Elle est bientôt suivie d'une diminution notable de l'acide urique excrété, à laquelle correspond une élévation manifeste du chiffre de l'urée.

Aussi Mortimer Granville conseille-t-il à ses goutteux de manger à chaque repas autant de viande noire, bœuf, mouton, qu'ils en peuvent digérer et d'éviter les viandes blanches, veau, poulet, lapin, etc. Si les aliments carnés solides ne sont pas du goût des malades, il leur prescrit du thé de bœuf, du jus de viande.

Ce régime excitant est celui que nous prescrivons depuis longtemps à la période chronique et atonique de la goutte. Mais nous ne saurions admettre que le régime carné exclusif soit celui qui convient aux goutteux dans les périodes rémonitoire ou d'état, quand les urines sont chargées d'urée et d'acide urique et que l'activité cellulaire est déjà trop vivement stimulée. On ne pourrait ainsi qu'aggraver le vice fonctionnel primordial de la nutrition des goutteux et par suite multiplier le nombre et augmenter l'intensité des accès aigus articulaires. C'est là l'effet que nous cherchons à obtenir dans la goutte atonique. Mais l'alimentation carnée exclusive, prescrite ainsi sans réserve comme le régime propre des goutteux, nous semble aussi dangereuse que l'alimentation végétarienne ou lactée absolue. Un régime trop stimulant dans la période aiguë de la goutte offre les mêmes inconvénients qu'un régime trop débilitant. Tous deux, par des procédés différents, ne peuvent qu'aboutir à un même résultat, l'épuisement hâtif de l'organisme.

Nous sommes donc partisan dans la goutte d'une alimentation mixte en partie azotée, en partie végétale. Cette alimentation ne doit être excitante et ne doit prédominer en matériaux azotés que lorsque la maladie revêt un certain caractère de chronicité.

Tout en interdisant aux malades une cuisine trop raffinée et les excès de table, nous ne craignons pas pour eux l'usage de la viande. Nous ne conseillons ni les viandes blanches à l'exclusion des viandes noires, ni l'habitude de la viande à un seul repas. Pourvu qu'il s'agisse surtout de viandes rôties et grillées, que ces viandes soient de bœuf, de mouton, ou de veau, nous en permettons l'usage aux deux principaux repas. Un régime plus sévère ou même la diète liquide n'est indiquée que pendant les crises aiguës articulaires.

Dès que la goutte tend à prendre des allures chroniques, quand les attaques en se répétant deviennent plus longues et plus tenaces, laissant le sujet pâle, amaigri et sans forces, non seulement nous ne modérons pas l'alimentation carnée, mais nous insistons pour que la viande devienne la base du régime habituel. A ce moment, l'alimentation doit être aussi tonique, aussi substantielle que possible. On ne doit pas craindre le retour d'une crise aiguë, on ne doit avoir en vue que deux choses : prévenir l'apparition de l'anémie et de l'asthénie, si elles sont menaçantes; en enrayer les progrès, si déjà elles se sont développées.

Ces règles générales posées, il est certains aliments dont l'abus et même l'usage sont directement nuisibles aux goutteux. Parmi les végétaux il faut citer en première ligne les tomates, l'oseille, les asperges, les épinards. Soit que ces aliments déterminent une augmentation de l'acide urique dans les tissus, soit qu'ils exercent une action irritante sur les reins, l'observation démontre qu'ils sont mal tolérés par les goutteux, qu'ils peuvent provoquer des douleurs articulaires, des troubles digestifs et surtout des douleurs lombaires et vésicales. Il faut donc les interdire.

Les condiments de toute nature, et en particulier les cornichons et les pickles, doivent être proscrits, de même que toutes les salaisons et tous les aliments fortement épicés, les assaisonnements au vinaigre, les salades et en général tout ce qui est acide.

Les champignons et les truffes rentrent dans la

même catégorie d'aliments nuisibles. Pour la même raison le gibier, et surtout le gibier faisandé, ne saurait être permis.

On a dit que le sucre, sous forme de pàtisseries, de confitures, sucreries, est défavorable ₄aux goutteux. Il n'est pas démontré que le sucre par lui-même ait une action nuisible sur la goutte. Mais comme le fait remarquer Duckworth, les sucreries prises en excès et mélangées à d'autres mets développent dans l'estomac et l'intestin des fermentations qui tendent à produire de l'acidité et de la flatulence.

C'est donc en qualité d'aliments indigestes ou du moins de digestion difficile que les goutteux, et surtout ceux qui ont une tendance à la dyspepsie gazeuse ou acide, doivent s'abstenir des plats sucrés. Pris d'une manière modérée, le sucre nous paraît inoffensif.

Pour les fruits, théoriquement, en raison des acides végétaux qu'ils contiennent, ils sont tous nuisibles. Pratiquement on peut se montrer moins sévère pour certains, comme les pêches, les prunes, les raisins, à condition qu'ils soient pris en petite quantité et de préférence en dehors des repas. D'autres ne doivent pas être tolérés, en particulier les groseilles, les fraises, les framboises, les pommes et les poires, dont la richesse en acides est bien plus grande et qui suffisent chez certains goutteux pour provoquer une attaque de goutte.

XXIII. — Les boissons.

Le point principal ici est la question des boissons alcooliques. Les auteurs ne s'entendent guère sur la manière dont ces boissons agissent sur la goutte, bien que tous s'accordent à interdire l'alcool aux goutteux.

Il faut d'abord établir une distinction entre les liqueurs fermentées et les liqueurs distillées. Ces dernières, le rhum, l'eau-de-vie, le genièvre, le whisky, n'ont aucunement l'action du vin, de la bière, du cidre. En d'autres termes, l'alcool par lui-même ne semble pas une cause productrice de la goutte, et les alcooliques ne deviennent pas goutteux.

Malgré la fréquence de l'alcoolisme en Russie, en Suède, en Pologne, on n'y connaît pas la goutte. En Écosse sur 2,200 malades, Grégory n'a vu que deux cas de goutte en trente ans. Christison à Édimbourg n'a observé aussi la goutte que chez deux individus et encore étaient-ce deux sommeliers anglais. Or, d'après Bennett, la seule boisson alcoolique en Écosse est le whisky ou eau-de-vie de grains. Il en est de même en Irlande, où l'on fait usage de la même liqueur et où la goutte présente la même rareté.

Ces diverses eaux-de-vie contiennent de 40 à 70 0/0 d'alcool, tandis que les liqueurs fermentées n'en renferment pas plus de 4 à 20 0/0. Cela suffit pour faire repousser l'opinion de Scudamore et de Braun qui admettent que l'action des spiritueux est d'autant plus énergique comme cause productrice de la goutte qu'ils sont plus riches en alcool, et pour réduire à néant l'hypothèse de Braun qui, se fondant sur les recherches de Becker, explique l'action de l'alcool sur le développement de la goutte par l'entrave que cette substance apporte aux phénomènes d'oxydation dans les tissus.

Mais si les liqueurs distillées paraissent sans effets

nuisibles sur la production de la goutte, il n'en est pas de même des liqueurs fermentées.

Voyons d'abord les vins.

Garrod place au premier rang, parmi les vins à éviter, le porto et le xérès, dont l'abus prolongé pendant quelques années suffit, dit-il, à lui seul et sans l'intervention d'autres influences, pour produire la goutte chez des ouvriers qui, par la nature de leurs occupations, sont à même de boire de grandes quantités de ces vins spiritueux. A plus forte raison, leur action doit-elle s'exercer avec intensité chez les sujets prédisposés héréditairement à la maladie.

Scudamore met le vin de Bourgogne sur le même rang. « L'ermitage rouge et le bourgogne, dit-il, ce dernier surtout, renferment la goutte dans chaque verre. »

Les vins légers comme le bordeaux, les vins du Rhin, le champagne, sont loin d'avoir une influence pathogénique aussi nette.

Le bordeaux, quand il est vieux et authentique, est en général bien supporté par les goutteux, mais il faut se défier des produits falsifiés, vendus sous cette étiquette. Quant au champagne et aux vins mousseux, il faut savoir que chez certains goutteux, un seul verre peut suffire à provoquer une attaque aiguë, bien qu'on voie d'autres sujets en faire impunément usage et parfois d'une façon régulière.

Pour les bières, de l'aveu général, elles sont toutes nuisibles dans la goutte ; en première ligne, les bières anglaises, et parmi les bières anglaises, surtout la variété que l'on nomme porter. Sur ce point le témoignage des auteurs anglais est unanime.

« Je suis très disposé à penser, dit Scudamore, que

dans cette contrée, et particulièrement dans la capitale, la goutte est devenue plus fréquente dans la basse classe depuis le général et libre usage du porter. » Todd dit de même que toutes les personnes qui font abus du porter souffrent tôt ou tard de la goutte, et plus loin il ajoute : « La bière est par excellence l'aliment de la goutte. » L'exemple cité par Budd des ouvriers employés à extraire le sable de la Tamise est très démonstratif. Beaucoup de ces ouvriers, bien qu'Irlandais pour la plupart et par suite peu prédisposés à la goutte, deviennent goutteux par suite des quantités énormes de porter, neuf à treize litres, qu'ils ingèrent quotidiennement. Garrod indique aussi la fréquence de la goutte chez les ouvriers qui travaillent dans les grandes brasseries de Londres, surtout ceux qui consomment du porter.

Les bières pâles, le pale ale, conduiraient aussi aux mêmes conséquences, mais une plus grande quantité et un usage plus prolongé que pour les bières noires sont nécessaires.

Le cidre est regardé par un certain nombre de médecins, aussi bien en Normandie qu'en Angleterre, comme une boisson salutaire et donnant même l'immunité contre la pierre.

Nous ne saurions partager cette opinion qui est démentie par la fréquence même de la goutte dans les pays à cidre. Il est possible que l'usage modéré du bon cidre ayant subi une fermentation complète ne soit pas plus nuisible que l'usage de toute autre boisson alcoolique prise en petite quantité. Mais l'usage prolongé du cidre favorise incontestablement, à notre avis, le développement de la goutte, et le cidre doux peut provoquer une crise aiguë ar iculaire.

Il est très difficile de donner une explication exacte de l'action pathogénique de ces boissons fermentées. L'alcool n'a évidemment là qu'une influence accessoire, et l'on ne comprend guère comment Garrod, après avoir constaté que la richesse en alcool ne saurait expliquer les effets produits, arrive néanmoins à conclure que, « associé à d'autres substances comme le vin et la bière, l'alcool peut devenir une des causes les plus puissantes de la goutte, et que plus ces boissons sont riches en alcool, plus leur action sous ce rapport est énergique ». Cela paraît vrai pour les vins comme le porto et le xérès, qui contiennent de 17 à 21 0/0 d'alcool, tandis que les vins de Bordeaux, de Bourgogne, du Rhin, n'en renferment que 10 à 11 0/0. Mais cela est absolument erroné pour les bières; car le porter dont l'action est la plus puissante ne renferme comme le cidre que 5 0/0 d'alcool, contre 8 à 9 0/0 qui est la proportion d'alcool des bières pâles.

Faut-il invoquer l'acidité du vin ? Il est vrai que le bourgogne est très riche en tannin et son action nuisible peut à la rigueur s'expliquer ainsi; mais le porto et le xérès qui sont regardés comme non moins nocifs figurent précisément parmi les vins les moins acides.

Quant aux autres substances qui entrent dans la composition des vins, il faut bien reconnaître avec Garrod que nous ne savons rien de précis au sujet de leur action.

Pour les bières peut-être faut-il attribuer aux éléments nutritifs qu'elles renferment le rôle principal. C'est là ce que semble admettre Scudamore quand il dit en parlant du porter : « C'est un liquide très nutritif, qui, joint aux spiritueux et même à une quantité modérée d'aliments solides, peut être regardé comme très propre à amener cette phlétore inflammatoire qui prédispose à la goutte. » Braun donne à peu près la même explication ; l'action de cette boisson s'explique d'après lui suffisamment par sa composition chimique. « Elle contient, dit-il, surtout les bières de bonne qualité, outre une assez forte proportion d'alcool, de l'extrait de malt et du sucre, qui sont les éléments nutritifs; de plus elle renferme du houblon, dont l'action excitante sur les reins finit, par un usage longtemps prolongé, par produire de l'hyperémic de ces organes et de la paresse dans leur sécrétion, état qui est très favorable au développement de la goutte. »

Au fond ce sont là des explications qui n'expliquent pas grand'chose. Il est bien certain que les boissons fermentées ne conviennent pas en général aux goutteux. Mais il est certain aussi que l'abstention complète de ces boissons ne met pas à l'abri des manifestations de la goutte. D'autre part il n'est pas difficile de citer des faits qui montrent combien est contradictoire la manière dont se comportent les goutteux à l'égard des diverses variétés de liqueurs alcooliques.

Bien que l'eau-de-vie, le rhum, le whisky soient en général sans effet, tel goutteux ne pourra prendre un petit verre de rhum sans avoir des douleurs dans le gros orteil, alors que toute autre boisson alcoolique restera inoffensive; tel autre présentera la même susceptibilité spéciale au whisky. Celui-ci fera du champagne sa boisson habituelle, mais aura invariablement une attaque de goutte le lendemain pour un verre de bourgogne pris au dîner. Celui-là au contraire supportera impunément le bourgogne, mais ne résistera pas à une flûte de vin mousseux. Mêmes anomalies d'ailleurs pour le cidre ou pour la bière.

Ces contradictions doivent au moins nous conseiller une certaine réserve dans nos prescriptions. Ici comme pour les aliments il faut se garder des exagérations. En fait d'alcool la sobriété suffit aux goutteux ; il est inutile et même dangereux de leur prescrire l'abstinence totale.

C'est dire ce que nous pensons du régime de l'eau pure, auquel Martianus voulait qu'on condamnât les goutteux. Il est possible que certains goutteux se trouvent bien de l'abstention complète de toute boisson fermentée et de toute viande de boucherie. Mais on ne peut songer à imposer ce régime à tous les goutteux. Nous sommes même convaincu qu'en admettant son efficacité sur les manifestations articulaires, ce régime ne pourrait être continué quelque temps sans danger pour l'état général. La goutte n'est pas seulement une affection articulaire, c'est une maladie de tout l'organisme. Ne viser dans le traitement de la goutte que les crises articulaires et perdre de vue les troubles généraux qui en résultent, c'est favoriser le développement de la cachexie progressive vers laquelle s'achemine lentement le goutteux. À ce point de vue le régime de l'eau pure est aussi nuisible que l'alimentation végétale exclusive.

Nous conseillons donc aux goutteux l'usage modéré d'une boisson fermentée, coupée d'eau. La bière et le cidre doivent être proscrits. Parmi les vins, celui qui nous semble préférable est le vin vieux et en particulier le bordeaux rouge coupé d'une eau minérale faible, eau de Vittel, d'Évian, d'Alet. Il faut interdire les eaux acidulées et les eaux gazeuses, artificielles ou naturelles.

Beaucoup d'auteurs s'élèvent contre l'usage du vin blanc, trop excitant à leur avis. Nous ne partageons pas cette manière de voir. Etendu d'eau et pris avec modération le vin blanc léger n'est pas plus excitant que tout autre vin. Il est en outre diurétique, contient de la potasse et ne renferme que de faibles quantités de tanin. A tous ces points de vue, il convient donc fort bien aux goutteux. Ajoutons que pour les goutteux dyspeptiques, c'est le seul que leur estomac tolère sans inconvénient.

Cette boisson habituelle permise, il va sans dire que le goutteux ne doit pas s'autoriser de cette permission pour se livrer à son goût pour les bons vins. Tout ce qui est superfluité ou gourmandise lui est interdit. On ne doit tolérer ni les apéritifs, ni les liqueurs soi-disant digestives, ni les vins de luxe pendant le repas, ni le petit verre de cognac après le repas.

Nous n'hésitons pas cependant, quand il s'agit de goutteux atoniques et débilités, à permettre, en sus de la boisson habituelle, un verre de bon vin vieux de bordeaux pur à chaque repas, et le cognac ou le rhum sous forme de grog.

Nous n'avons rien à dire de l'usage du café et du thé. Ces boissons ne paraissent avoir aucune influence directe sur la goutte. On a même conseillé l'infusion de café contre les manifestations goutteuses, et on a dit que l'usage du thé expliquait la rareté de la goutte chez les Chinois. Il n'y a sans doute pas lieu de tenir compte de cette remarque étiologique. Mais en fait, il n'y a de raison d'interdire le thé et le café aux goutteux que si ces boissons sont mal tolérées et sont la cause de troubles nerveux, excitation ou insomnie, comme il peut s'en produire en dehors de la goutte par suite d'une susceptibilité spéciale.

XXIV. — **Hygiène musculaire et cutanée**.

La surcharge urique du sang et des tissus étant la caractéristique de la goutte, faciliter la destruction ou l'élimination du principe nocif doit être le but de la thérapeutique antigoutteuse. Rien de plus utile à cet égard que les exercices musculaires et en particulier la marche au grand air.

La contraction musculaire active, en effet, à la fois la consommation et l'absorption de l'oxygène. L'irrigation sanguine est accélérée, et les combustions organiques se trouvent complétées, d'où la destruction d'excès d'acide urique accumulé dans les | tissus.

L'exercice régulier est donc indispensable aux goutteux. Il stimule l'organisme et prévient le retour des crises articulaires. Le meilleur est la marche. Cependant quand la marche est difficile, comme dans les cas de goutte chronique, dont les attaques laissent fréquemment à leur suite des déformations ou une sensibilité exagérée des jointures, il ne faut pas dédaigner l'usage de la voiture ou du cheval. Scudamore conseillait volontiers le cheval dans certains cas de pléthore abdominale, cet exercice, par suite des mouvements imprimés au corps, facilitant la circulation de la veine porte.

L'usage modéré de la bicyclette, ce nouveau genre

de sport aujourd'hui à la mode, peut rendre aussi des services chez nombre de goutteux.

Quelle que soit la variété d'exercices musculaires mise en jeu, la marche, la gymnastique, l'escrime, l'usage doit en être réglé et régulier. Il faut éviter tout excès et toute fatigue. Une marche forcée, une partie de chasse trop prolongée, peuvent devenir la cause provocatrice d'un accès de goutte articulaire ou d'une crise de colique néphrétique.

L'exercice doit donc être proportionné aux forces du sujet; inutile d'ajouter qu'il faut s'en abstenir lorsqu'il semble réveiller les douleurs articulaires. Nous ne croyons pas qu'une marche forcée au début d'une attaque puisse, comme le disent certains auteurs, faire avorter la crise de goutte.

Elle ne peut au contraire qu'en aggraver la violence. A ce moment c'est le repos absolu qui seul convient au malade.

Le repos d'ailleurs n'est pas moins nécessaire aux goutteux dans l'intervalle des attaques. Huit heures de sommeil par jour sont un minimum dont l'utilité avait déjà été signalée par Scudamore. Celui-ci voulait que le goutteux se couchât un peu avant minuit et se levât à huit heures. Ce conseil nous paraît utile à suivre.

Le *massage* est une sorte d'exercice passif qui trouve son indication chez un grand nombre de goutteux. Il est d'une utilité incontestable dans la goutte musculaire, dans les cas d'épanchement articulaire à résolution lente, chez les malades qui à la suite de crises prolongées conservent de la raideur ou une demi-ankylose des jointures, et surtout encore pour combattre la faiblesse et l'atrophie des muscles qui compliquent si souvent la goutte chronique.

Les *frictions* sèches, au gant de crin, ou faites avec des liquides légèrement excitants, alcool absolu, alcool camphré, baume de Fioravanti, etc., ne sont pas moins avantageuses. Il faut avoir présente à l'esprit la maxime de sir William Temple que : « Tout homme qui peut avoir un valet de chambre pour le frictionner ne doit pas avoir la goutte. » Les frictions sont surtout utiles chez les sujets qui ne peuvent prendre d'exercice, dans la goutte chronique quand il y a menace de déformations, et dans toutes les conditions que nous venons d'indiquer pour l'emploi du massage.

Les frictions n'agissent pas seulement sur les douleurs musculaires et les raideurs articulaires; elles facilitent surtout le bon fonctionnement de l'enveloppe cutanée. Au même titre nous recommandons les lotions faites chaque matin avec de l'eau salée tiède, et même les lotions froides suivies d'une friction générale.

Stoll conseillait déjà cette pratique, suivie d'une marche rapide, comme un des meilleurs préservatifs de la goutte. Scudamore, il est vrai, proscrit les affusions froides, par crainte sans doute du refroidissement. Mais cette crainte nous paraît exagérée pourvu qu'on ait soin de surveiller et d'activer la réaction. Les lotions froides sont stimulantes et reconstituantes et nous les prescrivons volontiers chez les goutteux asthéniques et anémiés.

Il en est de même de *l'hydrothérapie* proprement dite, sous forme de douches. Quand il s'agit de relever les forces du malade, chez les goutteux neurasthéniques, à peau pâle et à muscles flasques, quand l'organisme est affaibli, et l'anémie menaçante, s'il n'existe aucune complication du côté des poumons, des reins et du cœur, on peut en toute sécurité conseiller la douche froide générale, de courte durée, ou l'enveloppement dans le drap mouillé. On produit à l'aide de ces moyens longtemps continués une action tonique salutaire. Il reste entendu que l'hydrothérapie doit être interdite si les réactions ne se font pas franchement, chez les sujets qui ont de la peine à se réchauffer.

La douche écossaise donne aussi de bons résultats dans les cas de goutte musculaire, de douleurs vagues ou erratiques, mais il convient d'agir avec prudence et d'être bien assuré que toute tendance à une crise aiguë articulaire n'est plus à redouter.

Toute lésion cardiaque, toute complication rénale se traduisant par une albuminurie plus ou moins prononcée, sont des contre-indications formelles et absolues à l'emploi des procédés hydrothérapiques.

Quant aux *bains*, c'est un préjugé bien établi chez les malades qu'ils sont à éviter dans la goutte. Pour les bains froids et les bains de mer nous sommes d'avis qu'il y a tout lieu de s'en abstenir. Malgré les propriétés stimulantes des bains de mer qui les rendraient utiles dans la goutte asthénique, il y a trop à craindre de leur action nuisible sur le rein. On peut seulement conseiller le séjour au bord de la mer aux goutteux lymphatiques ou anémiés.

,Mais pour les bains chauds, il y a une exagération évidente à en priver les goutteux sous prétexte de refroidissement possible. Sans doute il faut éviter de se refroidir à la sortie du bain, mais c'est chose facile avec un peu d'attention et de prudence.

D'autre part, les heureux résultats qu'on obtient des

cures thermales, de la balnéation chaude systématique, telle qu'on la pratique à Gastein, à Wildbad, à Ragatz, prouvent que non seulement le bain chaud n'est pas nuisible, mais encore qu'il est d'une utilité incontestable dans la goutte. Nous n'hésitons donc pas dans certains cas de goutte chronique à prescrire l'hydrothérapie chaude sous forme de bains et de douches à la température de 30 à 40 degrés. Nous en avons retiré de très bons effets comme médication sédative dans les cas de douleurs persistantes, de myalgies, de névralgies, à la période avancée de la goutte.

Les dangers d'un refroidissement n'en restent pas moins un fait d'observation que les goutteux ne doivent pas perdre de vue. Aussi doivent-ils être toujours vêtus chaudement, couverts de flanelle et éviter l'humidité en toute saison.

Les climats froids et humides ne leur conviennent pas. C'est en Angleterre et en Hollande que la fréquence de la goutte est la plus grande, et si les conditions climatériques de ces pays ne suffisent pas à expliquer cette fréquence, elles contribuent sûrement pour une grande part à favoriser l'action des autres causes déterminantes.

Au reste le froid humide n'est pas la seule condition météorologique nuisible aux goutteux. On a remarqué depuis longtemps que certains vents, en particulier les vents du nord et du nord-est, leur sont non moins préjudiciables et sont pour beaucoup l'occasion d'une attaque aiguë articulaire. Aussi leur est-il recommandé d'éviter pour leur habitation les maisons orientées dans ces directions.

On comprend dès lors, sans qu'il soit besoin d'y

insister, l'utilité de l'hivernage dans les climats tempérés, sur les côtes méditerranéennes, à Nice, à Cannes et dans leurs environs. Dans la goutte chronique et tenace, à attaques subaiguës incessantes, une saison passée dans le Midi parviendra souvent à modifier un état resté réfractaire à tous les moyens hygiéniques et thérapeutiques. Quand il existe des complications rénales ou pulmonaires, l'indication deviendra encore plus pressante.

Pour terminer cet exposé, il reste à dire quelques mots de l'hygiène morale du goutteux. Les malades de ce genre sont en général des êtres émotifs et irritables. Une contrariété suffit parfois pour provoquer l'accès. C'est donc une nécessité pour eux d'éviter toutes les causes d'excitation psychique ; les émotions violentes de la spéculation ou de la politique sont fatales dans la goutte ancienne.

L'abus du coït n'est pas moins dangereux. Les goutteux ne sauraient être trop circonspects à cet égard. Le passage de la maladie à l'état chronique est parfois la conséquence d'excès de ce genre. Et d'autre part, même chez les goutteux vigoureux, nous avons vu souvent des rechutes, des retours brusques d'accès ne reconnaître d'autre cause que le coït pratiqué prématurément au lendemain d'une crise aiguë.

Le goutteux doit éviter encore tout travail soutenu pouvant entraîner de la fatigue cérébrale. L'influence de la contention d'esprit, du travail intellectuel sur la production de l'accès de goutte est bien établie. L'exemple de Sydenham pris de son plus violent accès à la suite de la rédaction de son *Traité de la goutte*, est classique.

Van Swieten rapporte l'histoire d'un mathématicien célèbre qui fut atteint d'une crise aiguë pour avoir appliqué son esprit d'une manière soutenue à la solution d'un problème difficile. Scudamore cite de même l'observation d'un caissier chez lequel la mise au clair de ses comptes provoquait à la fin de chaque mois une attaque. Chez un autre malade du même auteur la crise était souvent déterminée par une partie d'échecs trop absorbante. Nous-même nous avons vu survenir notre première attaque de goutte à la suite d'un excès de travail intellectuel.

Nous nous contentons de signaler ces quelques particularités. Car, sur ce point, il est plus facile de donner des conseils que de les suivre.

VI

TRAITEMENT DE LA GOUTTE ARTICULAIRE

Dans les chapitres qui précèdent, nous avons passé en revue les divers moyens thérapeutiques dont nous disposons dans le traitement de la goutte, et chemin faisant, nous avons indiqué les règles générales qui doivent présider au maniement de ces moyens, suivant les périodes de la maladie, suivant l'état du sujet et la constitution des urines. Il nous reste maintenant à préciser la conduite à tenir en présence des manifestations locales de la diathèse, suivant que ces manifestations sont articulaires ou viscérales.

Le traitement des localisations articulaires comprend le traitement de l'attaque de goutte ; le traitement de la goutte articulaire chronique ; le traitement de ses conséquences possibles, déformations, raideurs, tophus, etc.

XXV. — Traitement de l'attaque de goutte.

Nous avons dit notre opinion sur la théorie des abstentionnistes et nous n'y reviendrons pas. Pour les raisons que nous avons énumérées, nous ne sommes pas partisan de la formule de Cullen, *patience et flanelle*, et nous croyons que l'attaque de goutte aiguë doit être traitée et vigoureusement traitée dès sa première apparition. Nous n'admettons une certaine expectative que dans les cas où l'accès articulaire, au cours d'une goutte déjà ancienne, semble se montrer comme une sorte de métastase, de dérivatif d'une fluxion viscérale pulmonaire ou cérébrale. Mais nous tenons ces faits pour exceptionnels, beaucoup plus exceptionnels que ne le veulent la théorie et surtout la tradition des anciens.

L'accès de goutte franche déclaré, que convient-il de faire? Nous avons à notre disposition des moyens locaux et des médicaments internes.

Parmi les moyens locaux, il en est d'abord à bannir absolument. En premier lieu les moyens dits antiphlogistiques, les ventouses scarifiées ou les sangsues. Ils ne calment nullement la douleur, font l'attaque plus longue et rendent la prochaine moins franche. L'application du froid sur les jointures, que les malades ont une tendance naturelle à rechercher, doit aussi être proscrite. Elle peut supprimer brusquement la crise; mais on ne saurait répondre des conséquences de cette suppression soudaine. La teinture d'iode, le collodion en badigeonnages, aussi bien que les vésicatoires, sont des moyens nuisibles au début d'une attaque aiguë. Ils augmentent la douleur locale et n'ont aucune action résolutive sur la fluxion goutteuse. Enfin les frictions et les massages sont encore à rejeter à ce moment de l'accès. En raison de l'hyperesthésie extrême des parties, le malade ne les tolérerait pas d'ailleurs dans la goutte franche, et si l'accès a un début hésitant, comme à la suite d'un faux pas ou d'un traumatisme, le massage ne manque pas d'exagérer la douleur et de provoquer une véritable attaque, que le repos et des calmants auraient peut-être prévenue.

La première chose à conseiller en cas de crise articulaire est le repos, repos général, physique et moral, repos local du membre affecté. Le malade devra faire trève à ses occupations ordinaires, garder la chambre et même le lit. Le membre sera maintenu élevé, appuyé sur un coussin un peu dur et protégé par un cerceau.

La jointure atteinte, préalablement enduite d'un liniment calmant, sera enveloppée d'une couche de ouate qu'on recouvrira d'une feuille de taffetas gommé.

On évitera les liniments chloroformés, ammoniacaux ou camphrés, qui provoquent d'ordinaire une excitation cutanée et ne font qu'aggraver la douleur. Les liniments huileux à base d'extrait d'opium, de belladone, de jusquiame, le baume tranquille sont les meilleures applications locales.

Un moyen calmant que nous employons souvent avec succès est le badigeonnage de l'articulation avec le laudanum de Sydenham.

On peut aussi prescrire un liniment huileux ainsi composé :

> Chlorhydrate de morphine.......   àâ 0gr.20
>   —   de cocaïne........
> Huile d'amandes douces........ 20 grammes.

Les fumigations calmantes, faites à l'aide de décoctions de plantes, telles que le pavot, la jusquiame, la morelle, et répétées plusieurs fois par jour, donnent parfois de bons résultats.

10

Certains médecins ont de la répugnance pour les cataplasmes et les malades les redoutent sous prétexte que la goutte craint l'humidité. Cette appréhension nous semble vaine et nous n'hésitons pas avec Sydenham à les prescrire au lieu de ouate lorsque l'hyperesthésie cutanée n'est pas trop forte et que la douleur n'est pas augmentée par le poids du topique.

Mais ce ne sont là que des palliatifs qui peuvent apporter quelque soulagement aux souffrances des malades, mais qui ne guérissent pas la goutte. Le véritable traitement de l'attaque aiguë consiste dans l'administration du colchique.

On peut donner le colchique sous forme de teinture de semences ou de fleurs ou sous forme d'extrait. Nous employons de préférence à ces préparations la liqueur de Laville qui nous a toujours donné des résultats plus rapides et plus sûrs.

Comme nous l'avons dit, il ne faut pas attendre le déclin de l'accès pour administrer le médicament. Dès que le diagnostic est fixé, dès la première crise nocturne, nous prescrirons le traitement interne.

Il ne faut pas non plus tâtonner, donner de petites doses d'une façon craintive ; on ne fait ainsi qu'atténuer la douleur sans enrayer ni écourter l'attaque.

Nous faisons prendre d'emblée 60 gouttes de teinture de colchique en trois fois dans la journée, ou trois demi-cuillerées à café de liqueur de Laville, le matin, dans l'après-midi et dans la soirée, et, suivant l'effet produit, nous renouvelons la même dose le lendemain ou nous la diminuons d'un tiers. Le troisième et le quatrième jour, nous donnons deux fois 20 gouttes de teinture ou deux demi-cuillerées à café de liqueur. Le cinquième et le sixième, vingt gouttes seulement de teinture ou une demi-cuillerée de liqueur.

Il est bien rare avec cette médication que, dès le troisième ou le quatrième jour, la crise douloureuse ne soit déjà presque complètement calmée.

Si par suite des idées thérapeutiques du malade ou de son entourage, on ne peut recourir au colchique, on pourra administrer le salicylate de soude ou de lithine. Mais ici encore il ne faut pas procéder par petites doses progressives et timorées, il faut comme dans le rhumatisme articulaire aigu prescrire 6 grammes par jour de salicylate pendant quatre jours, à prendre par dose de 1 gramme ; puis continuer l'administration du médicament pendant une dizaine de jours encore, en abaissant progressivement la dose à 4 grammes, puis à 2 grammes par jour. Le salicylate, nous l'avons dit, agit beaucoup moins sûrement dans la goutte aiguë que le colchique. Il donne parfois pourtant de bons résultats chez certains malades.

L'accès de goutte aiguë s'accompagne d'ordinaire de divers malaises généraux qu'il faut surveiller et combattre.

Il est rare qu'il n'y ait pas un peu d'embarras gastrique et la constipation est la règle. Si l'embarras gastrique est très prononcé avec langue saburrale, bouche amère, nous n'hésitons à administrer un ipéca ou un éméto-cathartique. Si l'embarras est peu marqué, les moyens diététiques suffisent, diète liquide, bouillon et lait pendant les premiers jours.

Les préparations de colchique déterminent d'ordinaire des selles bilieuses plus ou moins abondantes. Parfois cependant la constipation persiste. Il faut alors recourir aux purgatifs. Les médecins anglais administrent en général le calomel. Nous employons de préférence les purgatifs salins, sulfate de soude et de magnésie. Ou bien nous prescrivons l'usage régulier d'une eau laxative, par exemple tous les matins deux verres d'eau de Carlsbad, de Marienbad ou de Hombourg.

Il est fréquent d'observer un certain degré de dysurie avec mictions brûlantes ou douloureuses. Cette dysurie s'explique par la rareté des urines et aussi par leur richesse en urates. Nous la combattons au moyen des eaux alcalines bicarbonatées de Vichy et de Vals, ou mieux par les eaux de Contrexéville, de Vittel, de Capvern, dont le malade peut prendre sans inconvénient une bouteille par jour et qui représentent pour nous les meilleurs diurétiques à conseiller dans ces cas.

La fièvre est rarement assez marquée dans la goutte aiguë pour mériter un traitement spécial. Nous avons montré par des observations thermométriques régulières que la goutte n'élève guère la température au delà de quelques dixièmes de degré, que le thermomètre atteint rarement 39 degrés dans la soirée, oscillant d'ordinaire entre 38 et 38°,5 et que ce mouvement fébrile ne se prolonge pas au-delà des trois ou quatre premiers jours. Cependant, quand les malades se plaignent de cette excitation fébrile et de la sensation de chaleur qui l'accompagne, nous associons au colchique le sulfate de quinine à la dose de 30 à 50 centigrammes par jour.

Mais les symptômes les plus pénibles sont l'intensité de la douleur articulaire, l'état de surexcitation nerveuse générale qui en est la conséquence, et enfin l'insomnie.

On remédiera à ces symptômes par les moyens ordinaires. Le meilleur traitement de la douleur est l'administration du colchique. Mais l'effet du colchique n'est pas immédiat et les douleurs sont parfois telles qu'on ne peut attendre cet effet. On donnera donc soit de l'antipyrine à la dose de 1 à 2 grammes, soit une pilule d'extrait thébaïque de $0^{gr},05$. Dans certains cas, où l'agitation est extrème, nous ne reculons pas devant l'emploi du chlorhydrate de morphine à la dose d'un demi à un centigramme.

L'insomnie doit être combattue soit par le bromure de potassium, soit par le chloral. Les somnifères proprement dits, comme le sulfonal et le chloralose ne produisent aucun effet dans les cas d'insomnie associée à la douleur.

Dans la goutte franche localisée au gros orteil, l'effet du colchique obtenu, tout est en général terminé. Il reste seulement pendant quelque temps, un peu de gonflement de la jointure, et un peu de douleur provoquée par la pression. Ceci oblige encore à quelques ménagements. Le malade devra garder encore pendant une huitaine de jours le repos; il ne devra reprendre que peu à peu ses habitudes. Il doit être averti qu'une chaussure un peu dure ou un peu étroite, une marche un peu prolongée peuvent réveiller les douleurs spontanées et provoquer le retour de la crise.

C'est surtout quand les grandes articulations, celles du cou-de-pied et des genoux, en particulier, sont prises, que ces précautions sont indispensables. Même dans les accès de goutte aiguë, on voit souvent persister de la tuméfaction et de l'endolorissement de ces jointures. On insistera alors sur la nécessité du repos; à ce moment, des badigeonnages de teinture d'iode ou quelques pointes de feu, aidées d'une compression légère faciliteront la résorption de l'épanchement. Le massage, dans ce cas, est aussi utile. Mais il ne doit être pratiqué qu'avec une grande réserve et beaucoup de prudence ; un massage un peu énergique suffit souvent pour rappeler toute l'intensité des douleurs et renouveler l'accès articulaire.

Nous prescrivons aussi, en pareil cas, l'iodure de potassium, en solution contenant environ 30 centigrammes par cuillerée à soupe, et dont nous faisons prendre deux à trois cuillerées par vingt-quatre heures.

Nous allons retrouver ces indications bien plus pressantes dans le traitement de la goutte chronique.

XXVI. — Traitement de la goutte articulaire chronique.

Pendant longtemps, la goutte peut rester localisée au gros orteil, les accès ne se produisant que de loin en loin, avec les caractères de la goutte aiguë franche. A la longue, cependant, les crises se rapprochent. Le malade, qui n'en avait qu'une tous les deux ou trois ans, a maintenant deux accès par an, au printemps et à l'automne. Puis les attaques finissent par se produire sans régularité, à la moindre cause, tantôt sur un point tantôt sur un autre.

Les caractères de l'accès changent; l'intensité des phénomènes locaux et généraux est moindre, mais l'attaque se prolonge davantage en même temps qu'elle s'atténue. En outre, la goutte tend à se généraliser. A chaque crise, deux, trois, quatre jointures sont envahies. Enfin l'attaque arrive à se prolonger six semaines, deux mois, se portant, par poussées successives, à allures subaiguës, sur les pieds, les mains, les genoux, les poignets, les coudes.

Ces crises prolongées forment la transition entre la goutte aiguë et la goutte chronique. Celle-ci se caractérise, sans parler de la durée plus longue des attaques et de la tendance à la généralisation des douleurs articulaires :

1º Par la lenteur de la résolution ;

2º Par la persistance, dans l'intervalle des accès, d'un état anormal des articulations qui ne recouvrent jamais complètement leur intégrité ;

3º Par la formation de raideurs articulaires, d'ankyloses, de dépôts d'urates autour des jointures ou sous la peau ;

4º Par le retour incessant de douleurs articulaires ou péri-articulaires ;

5º Enfin, par une déchéance de l'état général, qui se traduit par la faiblesse musculaire, l'anémie et des modifications de l'urine en rapport avec cet épuisement de l'organisme.

Tandis que dans la goutte aiguë franche, le gonflement disparaît aussitôt l'accès terminé et que la jointure reprend la liberté de ses mouvements, dans la goutte chronique, il reste une sensibilité diffuse presque permanente de l'articulation. Tantôt ce sont des craquements secs qui persistent, tantôt au contraire une tuméfaction œdémateuse, due en partie à l'épanchement intra-articulaire, en partie à l'œdème péri-articulaire. Pendant des semaines et des mois, le genou en particulier restera le siège d'un gonflement simu-

lant, comme le dit Sydenham, la tumeur blanche.
L'œdème est surtout apparent aux extrémités inférieures, et cela sans lésion cardiaque, œdème d'autant plus manifeste que les muscles du pourtour de la
jointure sont ordinairement très émaciés et parfois
véritablement atrophiés.

De temps à autre, il se fait des petites poussées douloureuses qui simulent une attaque, mais qui ne durent
que quelques heures, une nuit au plus; ces poussées
sont provoquées par une marche un peu plus longue,
une chaussure trop étroite, un dîner trop copieux.
Parfois, les poussées douloureuses se réduisent à une
douleur très limitée, localisée à un côté de la jointure,
à un tendon, à un ligament.

En même temps les forces baissent; la face devient
pâle et bouffie; le sang est pauvre en globules rouges.
L'activité exagérée qui a été pendant longtemps la
caractéristique de la nutrition du goutteux, a fait place
à une sorte d'épuisement du trophisme cellulaire; les
urines sont pâles et abondantes, pauvres en urée et
même, relativement, en acide urique. En un mot, cet
état, que nous avons appelé la cachexie goutteuse
secondaire, se trouve réalisé du fait de la persistance
des souffrances et de la répétition des crises articulaires.

Nous avons dit qu'un traitement mal dirigé, une
hygiène alimentaire mal comprise, trop sévèrement
imposée, peuvent déterminer plus rapidement les
mêmes effets et reproduire, à une période encore peu
avancée de la goutte, le même état cachectique et anémique, qui mérite alors le nom de cachexie goutteuse
précoce.

La situation, au reste, est identique dans les deux cas, et le traitement comporte les mêmes indications. Il ne s'agit plus seulement ici de combattre l'uricémie; il faut relever les forces nerveuses, remédier à l'anémie et à l'hypoglobulisation, stimuler la nutrition défectueuse. Et, en cherchant à remplir ces indications, il ne faut pas être arrêté par la crainte de réveiller l'intensité des douleurs et de provoquer une crise aiguë articulaire. Mieux vaut une violente attaque franche que des accès avortés, atténués et incessants. Le réveil et la régularisation d'attaques aiguës est encore le meilleur moyen d'empêcher les déformations articulaires, les ankyloses, les atrophies musculaires et les dépôts uratiques.

Tant que la goutte est franchement aiguë, à accès réguliers, séparés par de longs intervalles, on peut se contenter, comme traitement intercalaire, de conseiller une cure hydrominérale annuelle à Vichy, à Vals ou à Carlsbad. Mais, dès que les accès tendent à se rapprocher et à envahir plusieurs articulations, le traitement doit devenir plus serré et le malade doit être suivi de plus près.

L'attaque passée, le goutteux ne doit pas être abandonné à lui-même. Il faut essayer de prévenir le retour des accès, car chacun de ces accès, par son extension et sa prolongation, est une étape vers la cachexie chronique. On donnera donc dans l'intervalle des crises les médicaments auxquels nous avons reconnu le pouvoir de diminuer la formation et de favoriser l'élimination de l'acide urique.

Le meilleur à notre avis dans ces circonstances est le salicylate de soude. On ne doit pas le prescrire à hautes doses comme dans l'accès aigu, mais au contraire à doses fractionnées et interrompues, et d'une manière prolongée. Nous le donnons ordinairement à la dose de 2 grammes par jour, 1 gramme à chaque repas, pendant une huitaine de jours ; on en suspend alors l'emploi pendant quatre à cinq jours, puis on le reprend aux mêmes doses pendant un nouveau septénaire, et ainsi de suite, aussi longtemps qu'il ne provoque aucun trouble digestif.

Chez d'autres malades, quand des troubles dyspeptiques nous paraissent à craindre, nous l'administrons d'une manière continue à doses plus faibles, 50 centigrammes seulement par jour en deux prises.

Prescrit sous l'une ou l'autre de ces formes, nous regardons le salicylate de soude comme l'agent préventif le plus efficace de l'attaque de goutte.

Dans les mêmes conditions on peut employer avec de bons effets les sels de lithine, en particulier le benzoate de lithine, soit sous forme granulée et effervescente, une petite cuillerée à café dans un verre d'eau de Vittel deux fois par jour avant le repas, soit sous forme de pilules, associé à la gentiane ou au quinquina, à la dose de 20 à 30 centigrammes par jour.

De petites doses de colchique, extrait ou teinture, peuvent aussi être prescrites dans le même but préventif. Mais nous préférons réserver le colchique pour le traitement de l'accès articulaire.

On conseillera en même temps aux repas l'usage d'une eau faiblement minéralisée, Vittel, Contrexéville, Evian, et tous les quinze jours ou tous les mois, on fera prendre au malade un ou deux verres d'une eau purgative.

Enfin on insistera sur l'utilité d'une cure thermale

et on se guidera pour le choix de la station, comme nous l'avons indiqué, en premier lieu, sur l'état général du sujet et la composition de ses urines, et ensuite sur l'existence des manifestations viscérales concomitantes du côté du foie, du rein, des organes digestifs, etc. Vichy et Vals ne conviennent déjà plus guère à cette période. C'est sur Royat, Pougues, Contrexéville, Vittel, Capvern, Evian, qu'il faudra surtout diriger le goutteux.

Plus tard, la goutte chronique constituée avec ses rechutes incessantes et ses accès incomplets, le traitement, tout en s'efforçant de prévenir les crises articulaires, doit être surtout énergiquement reconstituant. Le salicylate, la lithine, les eaux bicarbonatées et sulfatées calcaires faibles ne doivent pas être abandonnées. Mais il faut en même temps et surtout lutter contre l'anémie et l'asthénie générale.

C'est alors que nous n'hésitons pas à prescrire aux goutteux un régime fortement animalisé et stimulant, viandes rouges, vin vieux de Bordeaux etc. Le fer, le quinquina, la kola, la noix vomique, la strychnine, sont les moyens pharmaceutiques à administrer concurremment ou alternativement avec les alcalins. Un bon moyen d'administrer le fer est l'emploi des eaux ferrugineuses naturelles. Nous faisons volontiers prendre dans ces conditions à l'un des repas une eau bicarbonatée ou sulfatée faible, et à l'autre une eau ferrugineuse.

A cette période, une cure chlorurée sodique constitue le meilleur adjuvant du traitement de la diathèse goutteuse. Bourbonne, Bourbon-Lancy, Wiesbaden, Kissingen, sont alors indiqués. Néris, Plombières, Ragatz Gastein donnent aussi de bons résultats à ce moment.

Si l'anémie du malade est très marquée, on pourra faire suivre la cure chlorurée d'une cure ferrugineuse.

Tel est le traitement général qui convient dans la goutte articulaire devenue chronique. Quant au traitement des attaques, il ne diffère pas de celui des crises aiguës. Il faut agir ici avec encore plus de résolution et de promptitude que dans la goutte franche. En raison de la faiblesse du sujet, la nécessité de couper court le plus rapidement possible à des douleurs dont la prolongation ne peut qu'aggraver l'état d'épuisement du malade, est encore plus grande que chez un goutteux vigoureux. Le colchique doit être administré sans hésitation ; la liqueur de Laville nous a toujours rendu dans ces cas de signalés services. Une à deux cuillerées à café de cette liqueur, données à propos, suffisent souvent pour arrêter net une attaque commençante.

Mais ce qu'il est important surtout de combattre dans la goutte articulaire chronique, c'est la lenteur de la résolution des arthrites. La douleur calmée, la résorption de l'épanchement articulaire doit être activée par tous les moyens, badigeonnages de teinture d'iode, application de pointes de feu ou de petits vésicatoires au pourtour de la jointure, compression à l'aide d'une bande de flanelle. On administre en même temps l'iodure de potassium, à la dose de 1 à 2 gramme par jour, associé au quinquina. Dès que la sensibilité des téguments le permet, il faut recourir aux frictions, au massage, aux douches sulfureuses chaudes.

Le but proposé est d'éviter les raideurs, les ankyloses et les déformations qui malgré tout réussissent souvent à s'établir. L'ankylose, d'ordinaire partielle, est due à l'épaississement des synoviales, à l'incrustation uratique des cartilages, des tendons, des ligaments. Les déformations et les déviations qui peuvent occuper les grandes articulations, mais qui s'observent surtout aux petites jointures des mains et des pieds, tiennent aux mêmes causes, et aussi aux attitudes vicieuses que prennent les malades pour éviter les mouvements douloureux, et aux rétractions spasmodiques de certains muscles.

Quand elles se sont produites, les frictions et surtout les massages peuvent encore rendre des services. L'électricité sous forme de courants continus nous a donné aussi souvent d'excellents résultats, non seulement en stimulant l'action des muscles péri-articulaires, mais encore en favorisant la résorption des infiltrations uratiques et en rendant ainsi aux ligaments leur souplesse normale.

Mais le meilleur traitement de ces déformations chroniques des articulations est la médication thermale. Les eaux à haute thermalité sont ici nettement indiquées. Les chlorurées sodiques chaudes de Bourbon-l'Archambault, de Bourbonne, de Bourbon-Lancy, de Balaruc doivent être prescrites avec persévérance. Elles donnent les mêmes effets que leurs similaires d'Allemagne, Wiesbaden, Baden-Baden ou Nauheim.

Les sulfureuses chaudes d'Aix-les Bains et d'Aix-la-Chapelle répondent aux mêmes indications, surtout quand les déformations s'accompagnent de douleurs musculaires erratiques, de crampes, de névralgies multiples et tenaces.

XXVII. — Traitement des tophus.

Les dépôts et les incrustations d'urate de soude qui se font dans les bourses séreuses sous-cutanées, le long des gaines tendineuses, soit dans le tissu cellulaire, soit dans le derme même et qui portent le nom de *tophus*, constituent un genre de difformité spécial à la goutte. Par leur siège, par les complications qu'ils peuvent entraîner, par leur persistance, ces dépôts uratiques méritent de retenir l'attention et nécessitent un traitement local et général qu'il convient d'indiquer avec quelques détails.

Les tophus appartiennent à la goutte chronique et ancienne, ils se rencontrent surtout chez les goutteux déjà affaiblis et en voie de cachexie. C'est là un point qu'il ne faut pas perdre de vue, et qui doit inspirer une certaine prudence au médecin dans le traitement de ces déformations. Si la résorption de l'urate de soude épanché est à la rigueur possible chez des sujets encore suffisamment vigoureux, elle est d'ordinaire extrêmement lente, d'autant plus lente que le malade est plus débilité et la goutte plus atonique.

Au début, les tophus sont de consistance molle ou demi molle sans changement de coloration de la peau. Peu à peu ils durcissent et prennent une consistance calcaire, pierreuse, formant alors dans les tissus comme un véritable corps étranger. A cette période une attaque aiguë peut les modifier ; ils se ramollissent de nouveau et deviennent douloureux ; la peau rougit à leur niveau ; un véritable abcès uratique peut se former et s'ouvrir.

Un choc, un traumatisme peut produire le même effet.

On aura alors un ulcère ou une fistule, par où s'écoulera incessamment un liquide séreux ou séro-purulent, mélangé de particules crayeuses formées d'urate de soude, fistule et ulcération très difficiles à tarir et à cicatriser.

Enfin dans certains cas rares, l'ulcération peut gagner en profondeur et amener une destruction des ligaments sous-jacents, une inflammation et une véritable nécrose des petits os de la main, avec élimination du séquestre formé.

Il faut donc distinguer trois états principaux au point point de vue traitement local : le tophus est à l'état liquide ou demi liquide; le tophus est transformé en une masse crayeuse ; le tophus est enflammé et ulcéré.

Quand le tophus est de consistance molle, on est naturellement enclin à donner issue au liquide épanché par une incision. Nous l'avons essayé dans quelques cas, quand le dépôt très superficiel pointait en quelque sorte sous la peau, sans rapport évident avec une bourse séreuse ou une gaine tendineuse. Même dans ces cas, l'emploi du bistouri a été suivi de résultats peu encourageants; une fistule intarissable a persisté, laissant écouler un mélange de pus et d'urate qui a mis des mois à se supprimer. L'abstention de toute intervention chirurgicale nous semble donc à recommander.

Il faut se rappeler en outre que cette intervention pourrait donner lieu à des complications sérieuses. Les tophus se font souvent dans des bourses séreuses sous-cutanées. Ils peuvent être en connexion profonde avec des gaines tendineuses. Il n'est pas besoin d'insister sur les dangers de l'ouverture de ces expansions séreuses.

Un phlegmon profond ou diffus pourrait être la conséquence d'une opération malencontreuse. Mais, sans
parler de cette complication rare, une incision faite dans
des tissus sans vitalité, chez des sujets épuisés et cachec-
tiques, pourra toujours devenir le point de départ d'un
érysipèle ou de phénomènes gangreneux dont la gravité
dans de semblables conditions peut aller jusqu'à la mort.

Il faut donc se contenter comme moyens locaux, dans
ces cas, d'une compression régulière faite à l'aide de
ouate et de bandes de flanelle, autant du moins que le
permettra la sensibilité des parties, ou d'applications
de compresses imbibées de solutions aqueuses soit de
salicylate de soude à 10 0/0, soit de carbonate de
lithine à 2 0/0.

Duckworth conseille la solution suivante :

> Bicarbonate de potasse.)
> Carbonate de lithine ... } ââ 25 centigrammes.
> Iodure de potassium...)
> Eau ....   30 grammes.

Lorsque l'urate de soude s'est concrété en un tophus
solide, formant une masse dure qui tend à amincir
et à perforer la peau, il ne faut pas renoncer à l'espoir
de le faire disparaître. Cette disparition se fait
parfois spontanément sous l'influence d'un accès de
goutte, la fluxion déterminée à son niveau par l'attaque
aiguë activant sans doute et favorisant le travail de
résorption.

On peut essayer d'imiter cette fluxion naturelle et
de réveiller la vitalité des parties par l'application de
pointes de feu au pourtour de la concrétion tophacée.
Nous avons vu ainsi se ramollir et se résorber en
grande partie des tophus volumineux.

L'électricité sous forme de courants continus peut donner aussi de bons résultats. C'est dans ces cas qu'il y aurait lieu d'essayer le traitement électrolytique, tel que l'a conseillé Edison. Mais il ne faut pas oublier que ces applications électriques doivent être continuées pendant un long temps et exigent pour réussir autant de patience de la part du médecin que du malade.

Le massage systématique favorise de même la résorption de l'urate concrété. Nous en avons obtenu de bons -effets.

Ces procédés doivent être aidés de l'application de pommades résolutives à l'iodure de potassium, à l'extrait de ciguë. Une bonne préparation de ce genre est la pommade du docteur Thierry.

Un moyen qui nous a réussi dans un grand nombre de cas est l'enveloppement pendant la nuit des parties affectées avec des compresses froides imbibées d'eaux mères de Salies de Béarn, ou de Kreuznach.

Quand le tophus tend à s'enflammer ou à s'ouvrir à l'extérieur, il faut favoriser le ramollissement du dépôt par des cataplasmes de fécule ou de mie de pain, ou par l'application des solutions alcalines indiquées plus haut. Garrod conseille d'activer la sortie de l'urate au moyen de petites piqûres faites avec une lancette et d'exercer ensuite des pressions légères pour expulser la matière crayeuse. Nous croyons qu'il est aussi imprudent de ponctionner les tophus enflammés que les tophus récents encore liquides. Quant aux pressionsfaibles ou fortes, il faut s'en abstenir, elles ne peuvent qu'aggraver les phénomènes inflammatoires. Il faut laisser l'ouverture se faire d'elle-même et faciliter seulement l'issue des dépôts par des applications émollientes.

On doit agir avec la même prudence quand, l'abcès ouvert, il reste une fistule ou une ulcération. On doit se garder de sonder la fistule et, s'il reste au fond de l'ulcère des parcelles de matière crayeuse, d'essayer de les extraire. On risquerait de provoquer une nouvelle poussée inflammatoire ou un accès de goutte.

Ces ulcères étant extrêmement tenaces et lents à se cicatriser, il faut repousser l'emploi de tout caustique, de toute pommade excitante sous prétexte de stimuler le travail de rénovation. Le traitement doit se borner à l'application d'un pansement antiseptique.

Le traitement local du tophus ne doit pas faire négliger le traitement général. On peut même dire que ces moyens externes ne sauraient donner des résultats utiles si on ne leur vient en aide par la médication interne.

Le colchique ici n'est d'aucune efficacité. C'est le salicylate de soude qui est le véritable médicament résolutif et fondant des dépôts d'urate. Son action s'exerce d'une manière presque élective sur les tophus au même titre que sur les incrustations et les déformations articulaires de la goutte chronique. Il doit être administré de la même façon que dans la goutte articulaire chronique, soit à très petites doses d'une manière continue, soit à doses un peu plus fortes d'une manière intermittente, mais toujours pendant un temps très long, pendant des semaines et des mois. Nous avons vu ainsi, grâce à cet usage persévérant, des tophus volumineux diminuer peu à peu et disparaître même complètement, et des membres absolument difformes reprendre à la longue leur apparence presque normale.

Si les assertions de Biesenthal et d'Ebstein étaient

exactes, on aurait encore dans la pipérazine un bon moyen de dissoudre les dépôts tophacés. Malheureusement ces assertions ne sont rien moins que prouvées et les essais que nous avons faits de cette substance ne nous ont jamais donné le moindre résultat appréciable.

Mais en même temps qu'on essaiera de favoriser par les moyens locaux et par le salicylate la résorption des tophus, on ne devra pas oublier que la formation de ces dépôts est surtout un signe et une manifestation de la goutte ancienne à tendance asthénique. Pour venir en aide aux moyens résolutifs, il convient donc d'insister sur les médications qui activent la nutrition languissante du goutteux. Le quinquina, la noix vomique, la strychnine, les ferrugineux doivent être administrés largement.

L'emploi des eaux chlorurées sodiques chaudes ou froides et des eaux ferrugineuses se trouve aussi nettement indiqué dans le même but. Nous conseillons dans ces cas d'abord une cure chlorurée, à quelqu'une des stations énumérées dans un chapitre précédent, et après un repos d'une quinzaine de jours, nous faisons suivre cette cure chlorurée d'une cure ferrugineuse à Forges, à Spa, à Schwalbach, etc. Nous n'usons qu'avec réserve des eaux bicarbonatées sodiques ; elles sont d'abord beaucoup moins efficaces en pareil cas que les chlorurées, et ensuite, en raison de la période tardive de la goutte où se montrent les tophus, elles peuvent entraîner des conséquences nuisibles en ajoutant à la faiblesse et à l'anémie des malades.

A plus forte raison, quand il existe des ulcérations goutteuses persistantes, des fistules et des suppurations tenaces, doit-on insister sur l'emploi des toniques et des ferrugineux et sur la prescription d'une cure d'eau chlorurée, en tenant compte, dans le choix de la station, du degré de résistance du sujet et des diverses indications que nous avons formulées plus haut.

Les tophus s'accompagnent souvent d'atrophie musculaire et d'une véritable impotence paralytique. Quand ces accidents sont très prononcés, on prescrira, de préférence aux eaux chlorurées, les eaux dites indifférentes de Plombières, de Néris, de Gastein, de Wildbad, de Ragatz, qui, tout en agissant dans le même sens stimulant et reconstituant, ont en outre une efficacité presque élective sur les phénomènes de faiblesse musculaire et d'épuisement nerveux.

VII

TRAITEMENT DE LA GOUTTE VISCÉRALE

Nous avons dit que la goutte, l'état goutteux, la diathèse goutteuse, ne se manifeste pas seulement par des attaques articulaires, mais se traduit encore par une foule de troubles extraarticulaires, nerveux, cutanés, viscéraux, etc., que les anciens décrivaient sous le nom de goutte *larvée* ou de goutte *rétrocédée* ou *remontée*.

Il n'y a pas pour nous de goutte larvée, il y a une goutte méconnue ; il n'y a pas de goutte rétrocédée, il y a une goutte compliquée. Les accidents de la goutte larvée sont des localisations de la goutte au même titre que l'accès articulaire. Et ce qu'on appelle la goutte rétrocédée est le plus souvent une goutte compliquée d'une lésion chronique des reins ou du cœur.

Nous avons indiqué en commençant les divers caractères qui doivent faire affirmer la nature réelle d'une affection dont on soupçonne l'essence goutteuse ; nous n'y reviendrons pas. Quant aux complications et aux localisations viscérales, l'examen attentif et régulier des organes ne permet plus au médecin de se laisser surprendre par une crise d'urémie, d'asystolie ou d'angine de poitrine et de l'interpréter par une métastase humorale avec la facilité qu'y mettaient les anciens peu familiers ou ignorants de nos moyens d'exploration physique.

Ces localisations viscérales peuvent être antérieures ou postérieures à des attaques articulaires, ou bien encore alterner avec elles. Les premières peuvent exister pendant de longues années avant que survienne un accès typique au gros orteil. Certains goutteux, surtout les uricémiques du sexe féminin, n'ont même jamais d'attaque articulaire franche. On peut citer parmi ces manifestations pré-articulaires, en première ligne, des troubles gastro-intestinaux, la dyspepsie, la colite membraneuse, des éruptions cutanées, eczéma ou urticaire, des troubles nerveux, vertige, migraine, névralgie, intermittences cardiaques, etc.

Parmi les manifestations alternantes, la colique néphrétique est une des plus fréquentes. L'accès d'asthme est plus rare ; mais des bronchites sibilantes avec congestion pulmonaire localisée sont assez communes.|

Enfin, comme manifestations postérieures à la goutte articulaire, nous citerons d'abord le rein goutteux, avec toutes ses conséquences hydropiques et urémiques, l'artério-sclérose et les dégénérescences du myocarde, les affections valvulaires du cœur, le catarrhe bronchique chronique avec emphysème, etc.

Le traitement de ces différentes manifestations de la diathèse peut être symptomatique ou causal. Symptomatique, il se borne à l'emploi des moyens ordinaires que réclame le trouble fonctionnel de l'organe atteint. Causal, il est dirigé contre la diathèse d'où dérive la perturbation viscérale. Mais ici, plus que jamais, on doit s'inspirer des règl es que nous avons établies et ne pas traiter une manifestation viscérale à la phase de déclin ou à une période avancée de la goutte, comme on la traiterait à la phase prémonitoire ou à la période d'état.

XXVIII. — **Goutte gastro-intestinale**.

La dyspepsie, et en particulier la dyspepsie acide et flatulente, est une des manifestations les plus fréquentes de la diathèse goutteuse. Elle est parfois la seule pendant de longues années. Nous l'avons notée dans la moitié au moins des cas chez nos malades.

Elle s'accompagne le plus souvent d'un état granuleux de la muqueuse pharyngée avec dilatation variqueuse des vaisseaux et sécrétion d'un mucus visqueux et adhérent, dont l'expuition provoque une toux rebelle et des efforts de vomissements très pénibles.

Parfois, cette dyspepsie s'exagère sous forme de gastralgie, gastralgie qui peut dans certains cas prendre un caractère d'intensité extrême, cardialgie goutteuse des anciens, avec douleurs violentes à l'estomac, vomissements incessants, refroidissement périphérique, tendance à la syncope.

Les accès qui revêtent une pareille gravité sont évidemment rares ; ils sont le plus souvent causés par l'abus de quelque aliment indigeste, mais pourraient être dus parfois à une véritable attaque de goutte stomacale, précédant une crise articulaire ou alternant avec elle.

Dans ce dernier cas, on devra essayer de rappeler sur la jointure la fluxion goutteuse au moyen de sinapismes, de cataplasmes sinapisés, de bains de pieds chauds. On combattra en même temps les vomissements par les moyens ordinaires, la glace, la potion de Rivière, les boissons gazeuses, et la douleur par le laudanum, les gouttes noires anglaises et même les injections de morphine.

Le plus souvent, les remèdes habituels de la gastralgie suffisent, suppression de tout aliment épicé, de toute boisson excitante, café, thé, vin rouge, administration de sirop ou de perles d'éther, de pilules d'extrait thébaïque, de sous-nitrate de bismuth.

Le traitement de la dyspepsie doit être surtout hydro-minéral. Sans négliger le régime et l'interdiction des aliments qui exagèrent l'acidité gastrique ou la formation des gaz, c'est dans les eaux alcalines qu'on trouve le meilleur moyen de combattre simultanément la dyspepsie et la diathèse qui l'entretient.

Dans la dyspepsie prémonitoire, chez les goutteux vigoureux, dont la goutte est encore jeune, c'est Vichy et Vals qui donnent les meilleurs résultats. Une cure annuelle dans ces stations est nettement indiquée. Dans l'intervalle, on fera prendre ces eaux aux repas ou en dehors des repas, de temps à autre, pendant trois semaines à un mois.

Ou bien on prescrira le bicarbonate de soude soit à faible, soit à forte dose suivant les indications. Nous donnons souvent dans ces conditions un mélange de sulfate de magnésie, de bicarbonate de soude et de crème de tartre par parties égales, à la dose de 0^{gr},50 chaque matin, pendant quinze jours ou un mois.

Quand la dyspepsie est tardive, apparaissant dans la goutte déjà ancienne, chez des goutteux qui commencent à s'affaiblir, il faut renoncer à Vals ou à Vichy et employer des eaux plus faibles, les bicarbonatées mixtes de Royat, de Saint-Nectaire, les bicarbonatées calcaires de Pougues, ou bien les sulfatées calcaires de Contrexéville, de Vittel, de Capvern, d'Aulus.

Il n'est pas rare de voir une dilatation plus ou moins marquée de l'estomac coexister avec la dyspepsie chronique des goutteux.

Le traitement alcalin doit être aidé dans ces cas des moyens destinés à combattre l'atonie paralytique de la tunique musculaire, la noix vomique par exemple, la strychnine, les gouttes amères de Baumé. Nous employons souvent aussi dans ces mêmes cas les lavages de l'estomac avec une solution de bicarbonate ou de salicylate de soude ou une solution boriquée.

Il faut se défier des troubles gastriques qui surviennent dans la goutte ancienne; l'anorexie avec vomissements pituiteux, langue chargée et épaisse, digestions lentes, n'est souvent à cette période que le prodrome d'une urémie gastro-intestinale en rapport avec la désorganisation goutteuse du rein. Le traitement doit être dirigé alors contre la lésion rénale si on ne veut pas être surpris par les accidents redoutables de l'urémie gastrique aiguë ou de l'urémie nerveuse.

En règle générale, les troubles dyspeptiques proprement dits existent rarement sans troubles intestinaux. L'atonie gastro-intestinale est l'état habituel du tube digestif du goutteux dyspeptique. Et tout en traitant les phénomènes gastriques, il faut avoir soin de remédier à la constipation concomitante par des laxatifs ou par des purgatifs salins pris à petites doses. Un verre d'eau de Carlsbad ou de Montmirail tous les deux jours, le matin à jeun, est un bon moyen de maintenir le ventre libre.

Mais l'intestin peut être atteint isolément, le goutteux conservant un appétit régulier et des digestions gastriques normales.

La goutte intestinale se traduit alors soit par des crises douloureuses, coliques venteuses, entéralgie avec flatulence et constipation, soit par des diarrhées catarrhales avec selles molles et liquides, soit par de l'entérite muco-membraneuse, avec selles muqueuses, mélangées de fausses membranes, de scybales et même de sang. L'existence d'hémorroïdes fluentes, de congestions hémorroïdaires avec douleurs et épreintes, flux hémorragique plus ou moins abondant, est de règle en pareil cas. De même, chez ces goutteux, le foie est souvent congestionné, sensible à la percussion, une teinte jaunâtre de la peau et des conjonctives accompagne les crises intestinales. C'est à cet ensemble que les anciens donnaient le nom de phlétore veineuse abdominale.

Ici encore c'est du traitement hydro-minéral que ces goutteux sont justiciables. Vichy et Vals sont encore indiqués dans les cas de congestion hépatique. Mais ce sont les eaux sulfatées sodiques et magnésiennes de Carlsbad et de Marienbad qui produisent les meilleurs effets chez les goutteux hémorroïdaires, dont la circulation abdominale se fait mal, dont le foie reste engorgé et torpide. Hombourg et Chatelguyon sont surtout indiqués dans l'atonie intestinale avec colite muco-membraneuse.

La nature goutteuse de ces troubles intestinaux est souvent révélée par la manière dont ils réagissent au traitement. Nous avons vu des diarrhées catarrhales avec selles liquides, vainement combattues pendant des mois par le bismuth, les opiacés, un régime sévère, céder en quelques jours à l'usage des eaux de Vittel ou de Capvern, prises sur place ou à la source, et ne plus se reproduire.

Nous avons vu de même des constipations goutteuses opiniâtres ne céder qu'à l'emploi des eaux de Vichy ; mais le résultat ici est moins parfait et il faut aider l'action de Vichy par l'emploi des purgatifs salins légers et en particulier des sels de Carlsbad. Quand l'action de Vichy est incomplète, la cure de Carlsbad ou de Marienbad se trouve indiquée.

Chez les goutteux sujets à ces manifestations intestinales, nous interdisons l'usage de l'eau ordinaire aux repas, et nous conseillons comme boisson pour couper le vin certaines eaux sulfatées calciques, comme Vittel et Aulus. Nous avons vu ainsi se régulariser naturellement les garde-robes autrefois difficiles et se dissiper le météorisme et le ballonnement habituel du ventre.

XXIX. — Goutte rénale et albuminurie goutteuse.

Les troubles des fonctions urinaires sont nombreux dans la goutte, et cela s'explique facilement puisque le rein est la voie d'excrétion naturelle de la matière peccante de la goutte, c'est-à-dire de l'acide urique. Le passage incessant d'un excès de cette substance a deux conséquences principales : en premier lieu, l'accumulation dans les calices et les bassinets de concrétions uratiques ; en deuxième lieu, l'irritation chronique des glomérules et de la trame rénale elle-même, avec ses conséquences ordinaires, albuminurie et néphrite interstitielle.

La goutte rénale proprement dite, c'est la gravelle urique avec sa manifestation habituelle, la colique néphrétique, véritable attaque aiguë de goutte rénale. En fait, les goutteux sont tous graveleux à un degré plus ou moins marqué, et pendant un temps plus ou moins long. L'excès d'acide urique, qui est le caractère pathognomonique de l'urine goutteuse avant les manifestations articulaires, n'est qu'une gravelle atténuée, constatable seulement par l'examen chimique. A un degré un peu plus élevé correspond la présence des sables et des graviers microscopiques. Un degré de plus, et les sables se sont agrégés en petits calculs susceptibles de déterminer les douleurs de la colique néphrétique. Enfin il peut se former des calculs plus volumineux qui restent emprisonnés dans les calices ou le bassinet.

Il ne faut donc pas s'étonner de voir la colique néphrétique précéder si souvent les crises de goutte articulaire ou alterner avec elles. L'hématurie et la pyélite sont aussi des conséquences fréquentes de cette élimination excessive d'acide urique par les reins.

Contre l'accès de colique néphrétique goutteuse, dû au passage d'un calcul dans l'uretère, il n'y a pas de médication spéciale à prescrire, c'est le traitement ordinaire : opium à l'intérieur ou morphine en injections sous-cutanées, topiques calmants, etc.

Cependant, dans certains cas, la douleur néphrétique peut se produire sans engagement de calcul vrai, par le fait seul du passage de l'excès d'acide urique chassé par l'urine. Nous avons réussi dans ces cas à faire disparaître ces douleurs au moyen de la teinture de colchique ou de la liqueur de Laville, administrées comme dans l'attaque de goutte articulaire.

Dans l'intervalle des accès néphrétiques, le but qu'on doit se proposer est de diluer les urines. L'usage des eaux bicarbonatées sodiques faibles remplit bien cette indication ; on prescrira Wildungen, Soultzmatt, Ems. Mais les eaux dont nous recommandons surtout l'emploi en pareil cas sont les sulfatées calcaires de Contrexéville, de Vittel, de Capvern, d'Évian. Ces eaux sont essentiellement diurétiques ; elles peuvent être prises en grande quantité et facilitent ainsi la sortie des graviers, des sables. En outre, comme nous l'avons dit, elles préviennent en même temps la formation de l'acide urique dans les tissus.

Quand il existe de la pyélite subaiguë ou chronique, ces mêmes eaux rendent encore les plus grands services, et les malades doivent être soumis chaque année à une cure dans une des stations indiquées, ce qui n'empêche pas dans l'intervalle d'essayer de modifier la muqueuse des bassinets par les différents médicaments employés dans ce but, comme le salol, le benzoate de lithine, ou les balsamiques, goudron, térébenthine, etc.

L'hématurie goutteuse résiste habituellement aux agents hémostatiques ordinaires, eau de Rabel, perchlorure de fer, acide gallique, tannin, ergotine. Ses récidives incessantes en font souvent une manifestation difficile à combattre. Ici encore l'emploi des eaux minérales est le traitement de choix. C'est le seul moyen qui nous ait réussi pour diminuer ou faire disparaître les hémorragies. On peut prescrire les bicarbonatées sodiques faibles ou les sulfatées calcaires. Nous avons surtout obtenu des succès avec Évian et Capvern.

La fréquence de l'albuminurie chez les goutteux n'est pas moindre que celle de la gravelle urique. A toutes les périodes de la goutte, cette albuminurie est pour nous la conséquence directe de l'irritation du filtre rénal par le passage de l'excès d'acide urique. Elle n'a rien de fonctionnel ni de physiologique. Elle est pathologique au même titre que la gravelle même et en rapport avec une glomérulite légère.

Dès l'adolescence, elle apparaît sous forme de ces albuminuries dites intermittentes, cycliques, des jeunes gens. Elle coexiste alors avec des urines plus ou moins abondantes, mais toujours riches en urée et en acide urique. Il faut se garder dans ces cas de soumettre les malades au régime lacté. Le traitement dirigé contre la diathèse uricémique suffit le plus souvent à modifier ces albuminuries légères et à les faire disparaître pendant un temps plus ou moins long. Et ce traitement doit être surtout hydro-minéral. Une cure à Royat ou à Saint-Nectaire, ou bien Vittel ou Évian, répondent à cette indication. Il est bon aussi souvent de corroborer l'action de ces eaux par une cure reconstituante à quelque station ferrugineuse.

Plus tard, l'albuminurie se retrouve encore d'une façon intermittente ou continue, mais toujours à l'état de traces, ne dépassant guère 50 à 60 centigrammes pour 1,000. Tant que l'état général du goutteux reste satisfaisant, il n'y a pas lieu de diriger un traitement direct contre cette albuminurie et de prescrire le régime lacté. La présence de ces traces d'albumine ne doit modifier en rien la direction générale du traitement. L'albuminurie peut ainsi persister pendant dix, quinze, vingt ans, sous cette forme d'albuminurie insensible, sans donner lieu à aucune indication thérapeutique spéciale.

A la longue cependant, et plus ou moins rapidement suivant les sujets, l'altération progressive subie par le rein se traduit par des modifications nouvelles de l'urine. L'apparition de la polyurie nocturne, la diminution de la densité des urines, leur appauvrissement en urée, en acide urique et en principes solides, l'augmentation de la quantité d'albumine qui dépasse 1 gramme pour 1,000, et qui parfois s'élève passagèrement sous forme de poussées aiguës, dénotent l'atrophie de plus en plus prononcée de l'organe et doivent faire redouter les accidents du petit rein contracté, du rein goutteux de Todd.

On doit alors surveiller de plus près les fonctions urinaires, et les conséquences de l'atrophie rénale sur le cœur, ordinairement hypertrophié à cette période. Le goutteux est devenu alors un brightique exposé à l'urémie et à l'hydropisie. C'est à la menace de ces deux ordres d'accidents qu'il faut parer, et le traitement ici devient celui de toute néphrite chronique.

Ce n'est pas le lieu d'en détailler les indications. Rappelons seulement que l'albuminurie n'est pas le seul élément à considérer et qu'on ne doit pas, comme on le fait trop souvent, sacrifier le malade au désir de faire baisser le taux de l'albumine urinaire. Le régime lacté est indiqué de temps à autre, d'une manière passagère, quand l'urine devïent rare et baisse d'une façon inquiétante. Mais il ne doit jamais être prescrit avec persistance. Le relèvement de la contraction cardiaque, la stimulation des forces générales doivent préoccuper le médecin plus que l'albuminurie même. Et un régime substantiel, les toniques, les ferrugineux donnent souvent lieu à une véritable résurrection chez des malades que l'abus du lait conduisait sûrement vers une terminaison fatale.

Ce n'est pas seulement sur le rein et le bassinet que l'excès d'acide urique exerce une action irritante; la vessie est fréquemment le siège chez les goutteux de douleurs plus ou moins vives avec envies répétées d'uriner, et même d'inflammation aiguë ou chronique.

L'hyperesthésie de la muqueuse vésicale répond à ce que les auteurs anglais appellent la vessie irritable, l'acide urique agissant sur les parois du réservoir à la manière de la cantharidine.

Outre les calmants ordinaires, belladone, opium, administrés à l'intérieur ou en suppositoires, le traitement interne doit surtout avoir pour but de diminuer l'acidité de l'urine par l'emploi de petites doses de bicarbonate de soude ou d'une eau bicarbonatée, Vals, Vichy, Royat.

Le même traitement réussit dans les cas de cystite aiguë avec douleurs abdominales, sensation de brûlure en urinant, miction fréquente, ténesme, etc., qui précèdent ou suivent les crises aiguës de goutte articulaire.

On emploiera les moyens antiphlogistiques, cataplasmes, applications de sangsues ou de ventouses scarifiées, bains de siège chauds. On donnera des boissons émollientes, tisanes de chiendent ou de graine de lin, additionnées de citrate ou de nitrate de potasse, le lait coupé d'une eau alcaline, ou bien une bouteille par jour d'une eau bicarbonatée sodique faible ou d'une bicarbonatée calcaire, comme Évian ou Wildungen.

Dans la cystite aiguë goutteuse, le salicylate de soude nous a paru agir souvent comme un véritable spécifique. Nous le donnons à la dose de 2 à 4 grammes par jour. Nous avons vu ainsi des cystites, qui avaient résisté aux médications les plus variées, céder très rapidement à ces doses relativement faibles de salicylate.

Dans ces mêmes conditions, surtout dans les cas de cystalgie, de vessie irritable, nous avons vu ainsi la teinture de colchique ou la liqueur de Laville produire très promptement un soulagement remarquable. Comme dans les cas de douleurs néphrétiques, le colchique agit vraisemblablement en modifiant la richesse de l'urine en acide urique dont elle diminue la formation.

Quand la cystite passe à l'état chronique et qu'il existe un véritable catarrhe vésical avec dilatation de l'organe, atonie des parois, urines troubles, alcalines, muco-purulentes, entraînant parfois la formation de calculs phosphatiques, le cathétérisme, le lavage de la vessie avec une solution boriquée, deviennent nécessaires.

Le traitement hydro-minéral donne souvent ici de grandes améliorations. Mais, pour en obtenir de bons effets, une cure à la station même est indispensable. On enverra ces malades à Contrexéville, à Vittel, à Évian et surtout à Capvern.

Il existe encore, soit chez l'homme, soit chez la femme, du côté des organes génitaux, des manifesta-

12

tions aiguës qui relèvent directement de la diathèse urique et qui peuvent être heureusement modifiées par un traitement antigoutteux.

L'urétrite goutteuse, dégagée de tout incident blennorragique, est sûrement une chose très rare. Mais l'orchite goutteuse, soit qu'elle survienne au cours d'un accès articulaire, soit qu'elle se produise isolément et indépendamment de tout écoulement urétral, n'est pas contestable. On la traitera par les moyens ordinaires, repos avec soulèvement du testicule, cataplasmes, fomentations calmantes. Mais on administrera en même temps, soit le colchique, soit surtout le salicylate de soude, à la dose de 6 grammes par jour. La douleur est rapidement calmée sous l'influence de ce sel et la résolution se fait au bout de trois à quatre jours.

Chez la femme, les deux manifestations les plus communes sont la dysménorrhée membraneuse ou non, et la congestion ovarienne au moment des règles. Les femmes de race goutteuse ont habituellement leurs règles douloureuses. Et, chez certaines, les époques s'accompagnent de coliques utérines violentes avec expulsion de caillots et de fausses membranes.

Le bromure de potassium, l'antipyrine en lavements, sont de bons moyens de modérer les douleurs. Mais, ici encore, le meilleur calmant est le salicylate de soude, administré à la dose de 4 grammes par jour pendant les trois ou quatre jours qui précèdent l'époque et au moment de la crise menstruelle.

Dans l'intervalle on luttera contre la tendance congestive par de grandes irrigations à l'eau boriquée très chaude, par des applications répétées de pointes de

feu sur la région ovarienne ou même de petits vésicatoires camphrés.

Mais ces moyens locaux ne doivent pas faire négliger le traitement général de la diathèse qu'on combattra par les alcalins, bicarbonate de soude, benzoate de
lithine et par une cure minérale faite, suivant l'état de
résistance du sujet, à Vichy, à Royat, à Vittel.

XXX. — Goutte nerveuse et musculaire.

Les manifestations nerveuses de la goutte sont
innombrables. On peut dire que, du fait même de la
maladie, le goutteux est un névropathe. En dépit de
cette susceptibilité nerveuse, il ne faut pas cependant
rapporter aveuglément à l'action directe de l'acide
urique tous les accidents cérébraux ou médullaires qui
peuvent survenir chez un goutteux; on s'exposerait
ainsi à de graves mécomptes. Sans parler des hémi-
plégies et des apoplexies dues à l'hémorragie ou au
ramollissement cérébral, qui ne se rattachent qu'indirectement à la goutte par l'intermédiaire de l'artério-
sclérose, des accidents nerveux, tantôt légers, tantôt
redoutables, relèvent souvent non de l'uricémie, mais
de l'urémie, conséquence de l'atrophie goutteuse des
reins. Le pronostic et le traitement sont bien différents
dans ces cas, et, avant d'instituer une médication antigoutteuse, il importe de s'assurer par un examen attentif
des urines et du cœur qu'il n'existe aucun signe de
néphrite ancienne dont ces accidents pourraient être le
résultat.

Cette double élimination faite de phénomènes nerveux attribuables à l'artério-sclérose ou à l'urémie lente, il reste encore une foule de symptômes névropathiques, proprement goutteux, qui peuvent se rencontrer soit dans les phases actives de la diathèse, soit, de préférence, dans la goutte ancienne et asthénique.

Il nous paraît inutile de passer en revue toutes ces manifestations nerveuses, dont beaucoup, comme la migraine, l'hystérie, l'épilepsie dite goutteuse, etc., ne reconnaissent d'autre traitement que les médications habituelles de ces névroses. Nous signalerons seulement celles qu'en dehors des médicaments symptomatiques ordinaires un traitement propre, spécifique, en quelque sorte, réussit parfois à modifier ou à guérir.

Parmi celles-ci, il faut indiquer en première ligne la céphalalgie goutteuse, bien distincte de la migraine par sa ténacité, sa continuité entrecoupée de rémissions parfois périodiques, son siège souvent occipital ou sous-occipital. Un des caractères les plus intéressants de cette céphalée est de résister à tous les traitements dirigés contre le symptôme ; elle cède, au contraire, dès qu'on s'adresse à la cause réelle. Le colchique est son véritable spécifique. Nous avons constaté maintes fois cette action d'élection du colchique, même chez des sujets qui n'avaient aucune manifestation articulaire ou viscérale de la goutte, sauf l'excès d'acide urique dans l'urine, et nous n'avons pas hésité, d'après ce seul effet du traitement, à affirmer la nature goutteuse de l'affection, affirmation que démontrait vraie, après un temps plus ou moins long, l'apparition d'un accès au gros orteil.

Bien que le délire goutteux soit rare, nous avons de

même, dans un cas de ce genre, conseillé le colchique avec un succès complet.

Le colchique, par contre, paraît sans action sur les névralgies si fréquentes chez les goutteux, et dont la plus commune est la sciatique. Dans la sciatique aiguë, dans les névralgies du plexus brachial, on peut essayer le salicylate de soude, mais il ne donne aussi que des résultats inconstants et incomplets. Il faut se borner au traitement symptomatique ordinaire, révulsifs, calmants, électricité, pulvérisations de chlorure de méthyle.

Dans les formes chroniques, dans les sciatiques névrites, qui se développent chez les vieux goutteux, associées d'ordinaire aux déformations articulaires et aux tophus, de même que dans les névrites goutteuses avec impotence du membre et atrophie musculaire, les douleurs résistent avec une ténacité désespérante à tous les moyens calmants ou autres. On a dans ces cas un utile adjuvant dans la médication hydro-minérale. Nous avons vu des sciatiques rebelles céder à une cure d'eau sulfatée calcaire, comme Vittel ou Capvern. Mais ce sont les eaux douées d'une haute thermalité qu'il faut surtout prescrire contre ces manifestations douloureuses, soit les chlorurées sodiques chaudes, comme Bourbonne, Bourbon-Lancy, etc.; soit les eaux dites indifférentes comme Néris, Plombières, Ragatz; soit enfin les eaux sulfureuses d'Aix-les-Bains ou d'Aix-la-Chapelle.

La même médication thermale convient aux divers symptômes de la goutte musculaire, les crampes, les spasmes et les contractures douloureuses des membres, aussi bien que celles qui se produisent dans les muscles du thorax ou de l'abdomen, les myalgies fixes ou erra-

tiques, lumbago, pleurodynie, douleurs de la nuque ou
du crâne. Les frictions, les massages, les révulsifs, les
pointes de feu, l'électricité peuvent être employés; mais
c'est encore dans le traitement hydro-minéral qu'on
trouve le meilleur moyen d'apporter quelque soulagement aux souffrances du malade et parfois la guérison.

Ces divers troubles nerveux et musculaires se com-
binent et s'associent souvent à un état mental particulier et à un épuisement nerveux général, de manière à
réaliser l'ensemble morbide décrit depuis Beard sous
le nom de neurasthénie. Et la neurasthénie goutteuse
aboutit à la longue, presque [fatalement, à l'hypocondrie.

D'abord, les symptômes sont intermittents et passagers, se traduisant par un abattement, une lassitude, un
malaise vague, des douleurs dont le malade ne saurait
fixer le siège, des plaintes continuelles, des craintes
imaginaires d'un danger plus ou moins imminent. Tout
ce malaise peut se dissiper à la suite d'une attaque
aiguë de goutte, mais il ne tarde pas à revenir, et à
s'établir à demeure.

- Tourmenté par des troubles incessants, qui se portent
tantôt sur un point, tantôt sur un autre, inquiété par
un état vertigineux souvent continu, en proie à des
accès de céphalalgie ou de névralgie, torturé par des
douleurs erratiques dans la nuque, dans les reins, dans
les membres, ne dormant pas, mangeant mal, le goutteux finit par devenir un hypocondriaque véritable.
Et cette hypocondrie goutteuse n'est pas imaginaire;
elle repose sur un fond de souffrances qui ne sont que
trop réelles. Mais, multipliées et exagérées par une imagination troublée, ces souffrances deviennent la source

d'idées noires continuelles ; le malade se croit atteint des affections les plus terribles, des lésions les plus incurables ; il se voit déjà mort et pense n'avoir plus qu'à préparer sa tombe.

Contre un pareil état nerveux on ne connaît que trop l'impuissance de la thérapeutique. Quand il se rattache nettement et directement à la goutte, on peut cependant espérer le modifier en combattant moins les phénomènes nerveux mêmes que l'état diathésique dont ils relèvent. Toutefois, les antigoutteux agissent parfois directement sur certains de ces troubles névropathiques ; la céphalée, le vertige, les douleurs vagues peuvent céder à l'emploi du colchique ou du salicylate de soude. Dans d'autres cas, où prédominent les troubles dyspeptiques ou intestinaux, on pourra obtenir quelque amélioration en traitant plus particulièrement ces troubles digestifs.

Mais, le plus souvent, c'est à l'état général diathésique qu'il faut s'adresser. Sans négliger les différents moyens préconisés contre la neurasthénie, on insistera sur les avantages d'une cure thermale dont on précisera avec soin les indications. Si la goutte est encore à l'état d'activité avec des urines riches en urée et en acide urique, on conseillera les eaux capables de diminuer l'exaltation du travail nutritif, eaux bicarbonatées et sulfatées sodiques ou calcaires. Si, comme cela est plus fréquent, la neurasthénie s'est développée à une période avancée de la goutte, avec anémie générale, urines pâles, pauvres en urée, ce sont les eaux reconstituantes qu'il faut prescrire suivant les règles que nous avons déjà maintes fois formulées, eaux chlorurées sodiques et eaux ferrugineuses.

XXXI. — **Diabète goutteux.**

La présence du sucre dans l'urine des goutteux est un fait d'observation assez commun. Comme l'albuminurie, la glycosurie peut apparaître de bonne heure, dès les premières périodes de la goutte. Une urine riche en urée et en acide urique, et contenant des traces d'albumine et une certaine proportion de sucre, est presque pathognomonique de la goutte.

Dans notre *Traité de la goutte*, nous avons établi, au point de vue des rapports du diabète et de la goutte, les quatre catégories suivantes :

1º Cas dans lesquels la goutte articulaire coïncide avec la glycosurie, celle-ci étant reléguée au second rang, et parfois à un tel point qu'elle passe inaperçue ;

2º Cas où la goutte ayant dominé pendant une première période sous une forme ou sous une autre, le diabète lui succède et tient désormais la première place ;

3º Cas dans lesquels le diabète constitue la maladie principale, les accidents goutteux n'apparaissant que d'une manière secondaire et sous une forme atténuée ;

4º Cas où la goutte et le diabète coexistent dans la même famille, mais chez des individus différents.

Au point de vue thérapeutique, il suffit d'admettre deux groupes de faits, suivant que la glycosurie est précoce, se montrant chez des goutteux vigoureux dont les urines présentent tous les attributs d'une nutrition exagérée, ou bien qu'elle est tardive, apparaissant à la période de déclin de la diathèse, avec des urines pâles et anémiques.

Nous n'entrerons pas, d'ailleurs, dans le détail de la médication à diriger contre le diabète goutteux, renvoyant sur ce point à notre livre sur le *Traitement du diabète sucré*, et cela d'autant mieux que la glycosurie goutteuse dans le plus grand nombre des cas ne réclame pas, à proprement parler, une intervention active, mais plutôt une surveillance attentive de ses fluctuations.

Le plus souvent, le diabète goutteux est un *petit diabète*, la proportion de sucre est peu élevée et la quantité d'urine à peine augmentée. La glycosurie est habituellement intermittente, facile à faire disparaître complètement pendant un temps plus ou moins long, à l'aide d'un régime peu sévère et des alcalins.

Quand il y a tendance à une recrudescence du sucre, le bicarbonate de soude, les eaux alcalines ramènent rapidement la glycosurie à un chiffre minime. C'est dans ces cas que le salicylate de soude produit les meilleurs effets.

Dans les cas où la glycosurie est plus considérable, s'accompagnant d'une polyurie plus marquée, il faut aider l'action des alcalins au moyen de l'opium, mais il est rarement nécessaire d'en prolonger l'usage.

Les eaux minérales à conseiller sont les mêmes que dans la goutte ordinaire. On se guidera pour le choix d'une station sur l'état général des goutteux et sur les caractères concomitants de l'urine. Vals, Vichy, Carlsbad ne conviennent que dans la glycosurie de la première période de la goutte. Plus tard, il faut se borner aux bicarbonatées sodiques faibles, aux sulfatées calcaires, ou même aux eaux ferrugineuses quand l'anémie est déjà prononcée.

XXXII. — **Goutte broncho-pulmonaire.**

L'asthme et le catarrhe bronchique avec emphysème sont les manifestations ordinaires de la goutte sur les voies respiratoires. Ces affections ne réclament chez les goutteux aucun traitement spécial. On emploiera les médicaments usités en pareil cas, l'iodure de potassium dans l'asthme, les expectorants, les calmants, les balsamiques, les révulsifs cutanés contre le catarrhe bronchique.

La médication hydro-minérale est encore utile contre ces manifestations. Mais il ne faut pas songer à envoyer les goutteux catarrheux à des eaux trop actives, comme Vichy ou Carlsbad. Le catarrhe bronchique est d'ordinaire une manifestation tardive de la goutte et se montre chez des sujets déjà en voie de cachexie. Royat et Ems sont seuls permis dans ces cas. Nous conseillons de préférence le plus souvent la Bourboule ou le Mont-Dore.

Bien que le traitement spécifique ne réussisse guère dans les affections goutteuses des voies respiratoires, la liqueur de Laville nous a paru dans quelques cas modifier favorablement des accès d'asthme goutteux. Nous l'avons aussi employé avec avantage, de même que la teinture de colchique, dans les cas de catarrhe sec des bronches, si commun chez les goutteux, caractérisé par une toux quinteuse, sans expectoration, avec sensation d'oppression, de dyspnée s'accentuant surtout dans la soirée ou dans la nuit. Cette forme de catarrhe précède souvent les attaques de goutte aiguë, résistant aux médications ordinaires pour céder brusquement au moment où se fait la localisation articulaire. Nous avons réussi parfois, au moyen du colchique, à arrêter cette toux quinteuse sans que l'accès de goutte se produisît.

Les goutteux sont exposés à des manifestations pulmonaires de nature congestive de causes diverses. La phlébite goutteuse de la saphène ou des veines des membres inférieurs peut donner lieu à des embolies pulmonaires avec hémoptysies dont, après Paget et Tuckwel, nous avons rapporté des exemples. Les lésions du cœur si fréquentes dans la goutte avancée produisent aussi des congestions passives et des apoplexies pulmonaires sur lesquelles il est inutile d'insister. D'autre part, la néphrite atrophique peut déterminer chez les goutteux albuminuriques comme chez les autres brightiques des accidents de congestion et d'œdème pulmonaire, caractérisés par une expectoration sanguinolente, une dyspnée parfois extrême, des râles ronflants, muqueux, sous-crépitants, localisés ou généralisés. Enfin on ne doit pas oublier que la tuberculose peut s'associer à la goutte et, bien qu'elle ait en pareil cas une tendance marquée à la sclérose, elle n'en est pas moins capable de provoquer des congestions locales avec ou sans hémoptysie qui ne sont que l'expression d'une poussée aiguë de granulations.

Il n'y a rien de spécial à dire du traitement de ces diverses variétés de congestion. Mais en dehors de ces congestions symptomatiques, il existe chez les goutteux une forme particulière de fluxion pulmonaire qu'on doit attribuer à la diathèse urique même et qui représente une sorte d'attaque de goutte pulmonaire. Ces fluxions surviennent d'ordinaire à une époque avancée de la goutte, précédant parfois une crise articulaire, d'autres fois la remplaçant. Tantôt elles restent peu étendues, se traduisant seulement par quelques crachats sanglants avec un peu d'oppression, tantôt elles sont plus diffuses, s'accompagnant d'une expectoration muqueuse, filante, gommeuse, striée ou mélangée de sang. Enfin, dans quelques cas, c'est une véritable pneumonie qu'on observe et qui mérite le nom de pneumonie goutteuse.

Dans tous ces cas, on doit agir comme en présence de toute inflammation aiguë du poumon.

On combattra les accidents congestifs par les révulsifs cutanés, ventouses scarifiées, badigeonnages de teinture d'iode, vésicatoires, et on donnera à l'intérieur le kermès, l'oxyde blanc d'antimoine ou les stimulants, acétate d'ammoniaque, alcool, etc.

Mais on ne doit pas négliger de traiter directement l'élément goutteux au moyen du colchique qui donne souvent dans ces cas les mêmes effets que dans le traitement de l'attaque articulaire. Les malades seront soumis en même temps à l'usage des alcalins, sous forme d'une eau minérale, de préférence une eau sulfatée calcique, comme Contrexéville, Vittel, Aulus, puisqu'il s'agit en général de goutteux débilités ou en voie de cachexie.

XXXIII. — Goutte cardio-vasculaire.

Le système vasculaire est rarement sain dans la goutte. L'artério-sclérose et l'athérome sont précoces chez ces malades. Mais pendant longtemps les accidents goutteux du côté du cœur se traduisent par des troubles purement nerveux. Aussi importe-t-il de faire une distinction entre les phénomènes cardiaques qui surviennent chez un sujet jeune et chez un individu en puissance de goutte depuis de longues années.

Bien que la règle ne soit pas absolue, on aura affaire le plus souvent dans le premier cas à des troubles sans gravité, d'ordre purement fonctionnel ; dans le second, au contraire, on devra redouter une lésion sérieuse portant sur les artères nourricières du cœur ou sur le muscle cardiaque, et c'est la vie même du malade qui est en question.

La tachycardie, l'arythmie, les intermittences, la fausse angine de poitrine sont les symptômes ordinaires du cœur goutteux. Tant qu'il s'agit de goutteux jeunes, à moins de constatation directe par l'auscultation des signes physiques d'une lésion mitrale ou aortique, on doit admettre l'origine simplement nerveuse de ces symptômes.

C'est surtout chez les goutteux dyspeptiques qu'on les observe ; ils surviennent d'ordinaire après le repas et coïncident avec le gonflement tympanique de l'estomac. Les battements des artères, et en particulier les battements aortiques à l'épigastre, accompagnent souvent les crises de tachycardie et de palpitations cardiaques.

Dans ces cas, tout en dirigeant contre la diathèse uricémique un traitement rationnel, il faut surtout s'attacher à modifier les désordres dyspeptiques, comme nous l'avons indiqué plus haut.

Mais il peut se faire cependant que les troubles cardiaques existent sans dyspepsie et se rattachent à l'action directe exercée sur les nerfs du cœur par un sang trop chargé d'acide urique. C'est ainsi qu'on voit nettement ces divers phénomènes précéder une attaque articulaire et disparaître brusquement une fois la localisation faite sur une jointure.

Ici les antispasmodiques et en particulier le bromure de potassium, le bromure de camphre, associés aux alcalins doivent être employés. Mais on réussira souvent beaucoup mieux à calmer ces manifestations pénibles en administrant soit le colchique, soit le salicylate de soude. A ce point de vue, le salicylate prescrit, à la dose quotidienne de 2 grammes, nous a donné de meilleurs résultats que le colchique.

Nous avons rapporté, dans notre *Traité de la goutte,* un remarquable exemple de pseudo-angine de poitrine chez un goutteux, guéris par le salicylate de soude. Chez ce malade, les accès angineux en moins de dix semaines se reproduisirent plus de trente fois, malgré l'emploi du bromure, de l'iodure de potassium, de la teinture de valériane, du valérianate de quinine, de la morphine, etc. Ils ne cédèrent qu'à l'administration du salicylate de soude à la dose de 2 grammes, puis de 1 gramme par jour, continué pendant plusieurs semaines.

Mais si ces phénomènes cardiaques n'ont pas de gravité réelle le plus souvent chez un goutteux jeune, il ne faut pas oublier que tous, palpitations, irrégularités, intermittences, accès angineux, peuvent coexister avec une lésion du cœur et on doit toujours avoir présente à l'esprit la phrase de Stokes : « Dans les cas où il y a eu des attaques de goutte répétées, surtout à un âge avancé, le praticien doit hésiter avant d'attribuer les troubles fonctionnels du cœur à la goutte, sans altération anatomique du cœur. »

Le diagnostic est d'autant plus épineux que les lésions goutteuses du cœur se traduisent rarement par un souffle. Ce ne sont pas les orifices qui sont habituellement lésés dans la goutte, c'est le myocarde qui s'altère et qui subit l'infiltration fibro-graisseuse, soit primitivement, soit secondairement à l'hypertrophie, conséquence elle-même de la néphrite interstitielle atrophique.

Contre le cœur graisseux, contre le cœur sclérosé, contre l'angine de poitrine vraie, symptomatique d'une sclérose des coronaires, nous sommes à peu près désarmés. On emploiera, sans se faire illusion sur leur efficacité, les moyens préconisés dans ces cas, l'iodure de potassium à petites doses continues, la trinitrine, etc. ; on combattra les accès angineux par le nitrite d'amyle, la morphine, la liqueur d'Hoffmann. Mais dès qu'on sera assuré de l'existence d'une altération cardiaque, valvulaire ou musculaire, on se gardera de l'emploi des eaux thermales qui ne peuvent que précipiter la déchéance finale.

Quand cette déchéance commence à s'accuser et que l'œdème des jambes, la dyspnée continue, le gonflement du foie, la congestion pulmonaire indiquent l'asystolie imminente, on administrera les toniques cardiaques, la digitale, la spartéine, la caféine, etc., suivant les indications. Il n'y a plus à se préoccuper de l'état goutteux, on doit se comporter comme en présence d'une affection du cœur ordinaire.

L'artério-sclérose goutteuse peut exister longtemps sans complication cardiaque proprement dite, se traduisant seulement par une sorte de cachexie précoce, avec pâleur des tissus, anémie générale, épuisement facile, fatigue cérébrale et musculaire rapide.

Le traitement doit être surtout hygiénique. On conseillera la vie au grand air, à la campagne, le repos loin des affaires et des préoccupations, un exercice modéré, un régime substantiel. Nous ne saurions trop protester encore ici contre l'abus du régime lacté et la suppression de la viande, prescrite sous prétexte de modifier l'état des artères. Nous n'admettons pas la prétention thérapeutique de rendre leur souplesse à des artères sclérosées. Ce n'est pas contre l'induration artérielle qu'il faut diriger ses efforts, mais contre les conséquences de la lésion des artères sur la nutrition des tissus. Le fer, la noix vomique, la strychnine sont plus utiles que l'iodure de potassium ou de sodium. Une cure annuelle à Ragatz, à Gastein, à Wildbad sera un bon adjuvant de ce traitement reconstituant.

Il n'y a que peu de chose à dire du traitement de la phlébite goutteuse. On doit seulement se rappeler que la fréquence des embolies pulmonaires est plus grande dans cette variété d'inflammation veineuse que dans toute autre. Aussi, tout en employant les topiques ordinaires calmants et résolutifs, faut-il insister sur la nécessité du repos absolu au lit avec immobilité du membre, et cela jusqu'à ce que toute trace d'induration ou de douleur sur le trajet du vaisseau ait complètement disparu.

TABLE DES MATIÈRES

Bulletin

DES

Annonces.

TRAITEMENT DE LA GOUTTE.

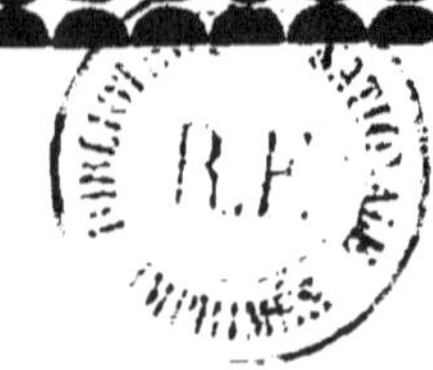